ÉTUDE COMPARÉE

DE

GÉNIE ANTIQUE

ET DE

L'IDÉE MODERNE EN MÉDECINE

INTRODUCTION

AUX INSTITUTS DE MÉDECINE PRATIQUE DE J.-B. BORSIERI

PAR

LE DOCTEUR PAUL-ÉMILE CHAUFFARD,

Médecin en chef des hôpitaux de la ville d'Avignon.

PARIS

LIBRAIRIE DE VICTOR MASSON,

PLACE DE L'ÉCOLE-DE-MÉDECINE.

1855

Paris. — Imprimerie de L. MARTINET, rue Mignon, 2

ÉTUDE COMPARÉE

DE

GÉNIE ANTIQUE

ET DE

L'IDÉE MODERNE EN MÉDECINE

INTRODUCTION

AUX INSTITUTS DE MÉDECINE PRATIQUES DE J.-B. BORSIERI

PAR

LE DOCTEUR PAUL-ÉMILE CHAUFFARD.

Médecin en chef des hôpitaux de la ville d'Avignon.

PARIS

LIBRAIRIE DE VICTOR MASSON,

PLACE DE L'ÉCOLE-DE-MÉDECINE.

1855

INTRODUCTION.

ETUDE COMPARÉE DU GÉNIE ANTIQUE

ET DE

L'IDEE MODERNE EN MÉDECINE.

> Qui antiqua scrutati, nova non ignorant,
> videbunt quid præstitutum sit.
>
> (BOERHAAVE, *Aphor. præfat.*)

Les sciences naturelles, presque nées avec ce siècle, sans passé, ou avec un passé infime et grossier, purent bientôt, avec un légitime orgueil, montrer à la fois leur naissance obscure et récente, leur accroissement rapide et leur merveilleux épanouissement. Inconnues de la veille, elles semblaient le lendemain avoir conquis le monde. Entraînés par l'exemple, subjugués par des méthodes d'une simplicité décevante pour eux, dominés enfin par une philosophie dont les séductions peuvent être aujourd'hui sévèrement jugées, les médecins renièrent deux mille ans de glorieuse médecine, et perdirent le sens des traditions antiques. Ils prétendirent étudier l'homme vivant comme les physiciens étudiaient le globe, les chimistes la matière, les astronomes les corps célestes. Ils voulurent donner à la connaissance des faits vitaux les mêmes bases fixes et inébranlables, et tentèrent ainsi d'édifier une science médicale moderne posée sur les assiettes fermes du visible et du palpable nettement défini.

Or, comme toute grande erreur trouve des apôtres rapidement

populaires, bien plus que les vérités, surtout les vérités tradition-
nelles, ne trouvent de défenseurs écoutés, une éloquence vide,
mais violente, s'éleva, égara des masses jeunes et enthousiastes,
enlevées déjà à l'enseignement du vrai, et qui se crurent conduites à la plus belle des créations, à celle d'une science dont
l'homme malade était à la fois le sujet et la fin.

Le bruit qui se fit alors n'arrive à notre génération que confus
et mourant; il n'excite plus guère aujourd'hui que cette curiosité
attachée à ce qui a retenti. Toutefois, si les doctrines du trop cé-
lèbre créateur de la médecine organique et matérialiste de notre
temps ne nous passionnent plus, l'esprit du travail inauguré par
lui se continue. Nous n'avons pas ressaisi le souffle qui animait
nos pères, et ne sommes pas redevenus les héritiers de l'art
antique.

Cet héritage, en effet, ne peut être reconquis qu'avec le con-
cours du temps et des générations nouvelles. Il faut pour cela, non
pas seulement reprendre les fastes anciens, revenir aux gloires
et aux maîtres du passé, mais encore les comprendre dans leur
génie profond, renaître à une pensée perdue, à une inspiration
étrangère, à une logique inconnue pour nous. Travail long et
difficile! Tant de préjugés, facilement écoutés et acceptés, nuisent
à l'étude sincère, au réveil de la science antique! On dit, et beaucoup croient sur parole, que retourner à la médecine antique,
c'est dénigrer et refuser les découvertes de la science moderne,
dédaigner l'anatomie pathologique, la précision du diagnostic, les
explorations organiques devenues si sûres et si multipliées, les
applications des sciences naturelles et chimiques à la thérapeutique, les analyses et études microscopiques des produits et des
reliquats morbides, et autres études analogues. Nous protestons
contre ces accusations mal fondées. Loin de renier et de détruire,
reprendre la pensée antique, c'est vivifier tout ce que les modernes ont accumulé de faits, de recherches solides, d'éléments
durables; c'est donner l'âme et le mouvement à des débris ina-

nimés, épars, à des décompositions sans fin, qui vont au doute et au néant, et qui pourraient servir au bien et au vrai ; c'est soumettre enfin tout le travail moderne sur la matière et la phénoménalité organique à cet ensemble de notions supérieures qui constitue cette philosophie à la fois simple et élevée, modeste et hardie, féconde par-dessus tout, seule digne d'être appelée vitalisme. Pour le plus grand nombre, aujourd'hui, ce dernier mot ne couvre que notions confuses, suppositions arbitraires, hypothèses métaphysiques. On l'accuse de vouloir ramener la science vers les abstractions réalisées, de personnifier un principe de vie, et, dépassant ainsi les faits et l'observation, de rejeter la médecine dans le champ des libres rêveries, des conceptions imaginaires.

Longtemps encore se reproduiront ces reproches immérités. Bien des efforts s'épuiseront avant de faire pénétrer dans la masse des intelligences les hautes vérités médicales du vitalisme, les dogmes fondamentaux de l'art. Entreprendre cette vulgarisation philosophiquement et d'emblée, est chose difficile à plus d'un titre : d'abord, par la difficulté même de l'œuvre pour celui qui la tente, un essai imparfait nous l'a personnellement et trop bien démontré ; ensuite, par le défaut absolu de préparation philosophique dans le temps présent, par l'abaissement, osons le dire, des études médicales telles que les ont faites les enseignements modernes. Reculant donc pour le moment devant cette entreprise, laquelle d'ailleurs veut être longtemps portée en un esprit avant d'éclore, nous avons pensé servir cette belle cause de la renaissance médicale en mettant en lumière et sous les yeux de tous une œuvre portant l'empreinte pure de l'inspiration antique.

C'est dans ce but hautement avoué que nous donnons la traduction des *Instituts de médecine pratique* de Borsieri. Nous avons choisi cette œuvre entre toutes : nulle ne reflète plus fidèlement les grandes doctrines hippocratiques, nulle ne les interprète plus sainement et ne sait mieux les dégager des formes vieillies. Convaincu, en effet, que, sous les obscurités de leur langage, les anciens cachaient souvent une idée vraie et profonde, Borsieri sait découvrir celle-ci, l'exposer, heureux d'enseigner en glorifiant nos pères. La marque de son esprit et de son livre est une droiture incomparable d'exposition, de discussion, de jugement; il avait le génie du bon sens, uni à cette conscience dans le travail si nécessaire quand le sujet est l'homme malade et la guérison le but. Il ne recherche pas l'éclat de la forme, voulant avant tout être utile. Ce dernier caractère apparaît surtout lorsqu'il aborde les questions de traitement : on sent que ces questions sont pour lui capitales; il ne craint alors aucune minutie, aucune répétition. Il veut forcer ses lecteurs à prendre, s'il est possible, toute la sagesse, tout le discernement du véritable clinicien. On verra si c'est là un bon modèle aujourd'hui, et s'il est souvent imité. Borsieri offre encore un avantage pour notre génération qui veut apprendre et savoir vite : appartenant à la fin du siècle dernier, successeur ou contemporain des derniers représentants des grandes écoles de Leyde et de Vienne, il nous révèle l'antiquité tout entière; doué d'une immense érudition, il avait approfondi le passé comme le présent de la science à son temps, et de ce qu'il avait laborieusement acquis, il livre le choix le plus pur. Aussi est-il le plus sûr initiateur que nous sachions à la saine médecine antique, le plus profond et le plus irréprochable traducteur de ces pensées fécondes, de ce long et salutaire travail accumulé par les siècles, et dont nous ne sommes que les enfants ingrats, traînant d'ailleurs la peine de notre ingratitude.

Je pourrais laisser Borsieri faire son œuvre dans l'esprit de ceux qui liront et méditeront ses *Instituts*, et conquérir les intelligences à la médecine hippocratique, sans y joindre d'humbles efforts, moi-même. Je cède cependant au désir de préparer à cette lecture ceux qui voudront bien accepter une intervention étrangère, quoique inopportune peut-être ou téméraire. Or, je ne crois pouvoir mieux faire dans ce but que de tracer une courte exposition des principaux caractères différentiels de ce que j'appellerai par préférence le génie et l'art antique d'un côté, l'idée et le travail moderne de l'autre. Comme même ce sujet a besoin d'être limité, je me bornerai à quelques remarques sur l'interprétation générale de l'homme malade fournie par l'une ou l'autre pensée, à une étude succincte et comparée des points principaux de l'histoire et de la description des maladies, et enfin à la détermination des caractères correspondants de la thérapeutique ancienne et moderne, et de la certitude propre à chacune. L'ensemble de ces considérations devra justifier les dénominations que j'emploie d'avance ; on verra que les mots de génie et d'art conviennent surtout à la médecine antique, tout inspirée au spectacle de l'homme souffrant, passionnément attachée à l'observation des mouvements variés et ordonnés de la nature, adonnée à les comprendre, à en pénétrer la tendance et le but, s'animant enfin à les suivre, à les diriger, à les réprimer, ou à en susciter de nouveaux, le plus souvent à l'imitation même de la nature agissante et médicatrice. L'idée moderne, au contraire, conduit à l'étude patiente et soutenue des organes, des tissus, des liquides de l'organisme, à l'analyse pure des conditions matérielles de la santé et de la maladie, fixant chaque état morbide par une lésion particulière poursuivie jusque dans ses moindres détails, fondant enfin l'art de guérir sur les investigations que les sens opèrent, et que révèlent des signes sensibles et assurés. L'idée moderne accomplit donc une œuvre moins de pensée et de réflexion, ni d'art et d'inspiration, mais de labeur et d'un opiniâtre labeur sur la matière organique, sur les lésions de tissus, et sur les manifestations physiques provoquées par ces lésions et qui les décèlent.

Je ne saurais toutefois espérer d'exprimer ici en quelques mots clairs et faciles des différences tenant au fond même des choses, et voilées par de communes ressemblances ; je m'efforcerai du moins de les faire ressortir et comprendre en les développant.

Dans ce parallèle, que je pourrai seulement esquisser et à larges traits, je prendrai le génie antique et l'idée moderne dans leur expression pure, dégagée de tout alliage qui la masquerait; je les étudierai l'un et l'autre dans leur forme absolue, simple, rigoureuse, et les tiendrai pour fidèles chacun à leurs traditions et à leur nature propre, toujours logiques, sans égarements, sans inconséquence volontaire ou forcée. J'envisagerai ce que ces deux grandes formes médicales doivent être, et sont par conséquent, plus encore que ce qu'elles paraissent, plus ou moins dénaturées en apparence dans leurs manifestations variées. Les traits du tableau seront ainsi plus saillants, en même temps que plus vrais.

J'aborde sans autre retard les développements simultanés dont je viens d'indiquer le but et quelques dispositions principales.

Au point de vue général et d'ensemble, le génie antique considère l'homme malade comme réagissant dans un milieu qui le presse de toutes parts, contre une cause de trouble apparente ou cachée, suscitée du dehors ou formée au dedans. C'est une lutte active contre un principe ou contre des conditions hostiles. L'homme malade ainsi réagissant est ou plus fort que le mal, et se montrent alors des signes de ce triomphe évidents et prompts, incertains quelquefois, tardifs, difficiles à reconnaître; ou il succombe après une lutte courte ou prolongée, une défense plus ou moins bien soutenue, et alors apparaissent les signes d'un danger imminent, d'une défaite éloignée encore ou prochaine. En d'autres cas, vaincu d'avance par la violence ou la nature maligne du principe malfaisant, dépourvu de force intérieure de résistance, il offre à peine quelques marques d'une réaction douteuse; quelquefois enfin, ne pouvant vaincre le mal, mais ne se laissant pas abattre, il le neutralise d'une manière permanente, ou le jette sur un point qui peut lui être abandonné sans danger pour le tout, ou enfin trouve un moyen de se l'accommoder et de vivre avec lui. Cette lutte de l'organisme malade se traduit par des actes qui, considérés sous leur forme sensible, sont dits phénomènes morbides ou symptômes: ceux-ci révèlent tantôt de simples modifications et troubles dans le mode d'être du corps et des organes; tantôt une altération matérielle dans la structure même des parties ou de l'ensemble de l'économie. Phénomènes, symptômes généraux ou locaux, lésions, sont donc la forme extérieure des actes de l'organisme malade; comme les actes, ils sont enchaînés les uns aux autres, ceux qui suivent à ceux qui précèdent; causés d'abord et causant ensuite, effet et cause tour à tour. Pendant qu'il se débat ainsi contre le trouble qui l'assiége, l'homme malade est sous l'impression de toutes les conditions extérieures qui l'environnent, soutenu par elles, ou ayant au contraire à se défendre encore contre ces conditions hostiles ou défavorables.

L'économie vivante réagit en outre avec son activité propre, innée ou acquise, son allure spéciale et variable à l'infini; en sorte que l'être humain, réagissant contre un même mal en apparence, offre un spectacle toujours nouveau, un intarissable sujet d'observation; n'y aurait-il qu'une seule maladie, le médecin n'en aurait jamais épuisé l'étude des formes, incessamment et à chaque cas variées.

Mais à travers tous ces phénomènes mobiles et changeants, l'homme malade tend toujours à un but fixe, loi générale de ses actes · sa conservation. Cette tendance est plus ou moins apparente, aidée ou entravée, s'accomplit avec un bonheur variable, offrant toutes les péripéties : déceptions subites, ressources inattendues et merveilleuses, aberrations funestes. Cette marche vers la conservation, marche propice ou malheureuse, légitime et bonne, ou anomale et fausse, ne se fait pas au hasard, ni sans ordre; mais elle est assujettie à certains procédés, à des modes d'action déterminés en vue du bien en général, quoique parfois pouvant tourner au mal. L'étude, l'intelligence, l'imitation de ces procédés est une des bases de la thérapeutique ancienne. Une intervention de l'art saine et opportune peut, dans les cas douteux et difficiles, assurer la conservation du malade, en provoquant certains actes utiles, dérobés souvent à la nature elle-même, ou en réprimant d'autres nuisibles ou trop précipités et ardents, et dans les cas meilleurs en respectant et en protégeant les actes franchement salutaires. Une intervention, au contraire, inopportune et fàcheuse peut troubler la préparation encore obscure de mouvements favorables, ou l'accomplissement d'actes conservateurs, les dénaturer, et souvent susciter à leur place des troubles pernicieux. L'action du médecin se trouve donc étroitement liée dans l'antiquité à l'interprétation conçue par lui des actes de l'économie malade.

Tel est, sous son aspect le plus général, l'homme malade pour le génie antique. Le caractère saillant en est l'activité incessante, variée et multiple · les phénomènes, accidents et effets divers, sont des actes soumis à toutes les conditions des actes, c'est-à-dire s'accomplissant en raison de la cause qui les suscite et des dispositions spéciales de celui qui agit, par conséquent préparés de longue date ou éclatant subitement, simples ou complexes, fixes ou mobiles et changeants, pouvant en un instant présenter un caractère opposé à celui du début, se montrant sous leur jour véritable ou trompant l'observateur ; et tout cela suivant que les causes se maintiennent avec leur même puissance, sont une ou multiples, se surajoutent les unes aux autres, se déplacent mutuellement, et, suivant que l'individualité subissant ces influences leur cède ou leur résiste, penche en tel ou tel sens, et imprime à ses déterminations le cachet intime et spécial de sa nature.

L'idée moderne se propose une autre étude, un autre problème. Elle envisage l'homme malade comme un composé d'organes, comme un assemblage de fonctions, plus ou moins enchaînés les uns aux autres, et parmi lesquels on doit chercher les organes lésés, les fonctions troublées. Cette découverte de la lésion morbide est la base sur laquelle l'art entier doit reposer. Cette découverte se poursuit par une investigation directe et successive des organes et des fonctions, par une savante détermination des signes révélateurs des altérations organiques et des perturbations fonctionnelles. Grâce à des perquisitions laborieuses, les procédés scrutateurs sont aujourd'hui si sûrement établis, qu'ils conduisent presque toujours au but désiré. La lésion enfouie dans les profondeurs des tissus, traduite au grand jour, et là fouillée en tout sens, est devenue le champ du travail moderne. On suit, on calcule. jour par jour, les changements divers que subit la lésion ; on voit comment elle se modifie heureusement et comment l'état normal des tissus se rétablit. On précise les signes extérieurs qui permettent de juger ce travail réparateur, alors qu'il s'accomplit au sein des organes internes ; ou l'on recherche comment la désorganisation s'aggrave, et comment s'opère une œuvre de destruction irréparable et fatale ; quels signes indiquent cette situation et le danger qui l'accompagne. On s'attache à déterminer exactement les caractères propres des différentes lésions, à les séparer sûrement les unes des autres par des indices incontestés, de façon à ne pas les confondre entre elles. On constate celles qui sont peu dangereuses de leur nature, celles qui ne pardonnent jamais, celles enfin dont l'issue varie, tantôt favorable, tantôt mauvaise. Aux études précédentes se rattache l'étude des désordres fonctionnels, généraux ou partiels, produits par les lésions organiques ou marchant avec elles. Ces désordres sont aussi étroitement que possible ralliés aux altérations viscérales ou autres, et expliqués par celles-ci, tout comme souvent on se sert d'eux pour arriver à ces dernières. Quelquefois cependant toutes les recherches analytiques échouent dans ces tentatives de rapprochement ; les troubles des fonctions ne sont pas toujours les symptômes obéissants des lésions de structure, et ils acquièrent une importance à eux, et non en rapport avec celle des organes frappés ou avec le degré de la désorganisation. D'autres fois, les lésions atteignent les tissus, sans provoquer les troubles ordinaires ; elles accomplissent alors une œuvre de destruction silencieuse et presque inaperçue. En d'autres cas, enfin, malgré toutes les ressources et le perfectionnement des investigations, la lésion échappe à l'observation . ou n'offre avec le mal réel que d'insaisissables rapports. Ce sont là des échecs pour le labeur moderne, livré dès lors au hasard, à l'observation de symptômes et de phénomènes dont il ne connaît ni la raison d'être, ni le sens, ni la tendance. ni les règles. L'intervention thérapeutique a été rattachée autant que possible à cette manière de comprendre et d'analyser l'homme malade. On a cherché à attaquer directement la lésion, à étudier sur elle l'action des remèdes, à juger d'après les effets produits sur les points lésés, l'efficacité et la puissance de cette action. Dans les cas où la lésion ne répond pas aux symptômes, et dans ceux où l'on ne peut découvrir, atteindre et modifier la lésion existante, la thérapeutique s'est abandonnée à des méthodes indirectes, mais toujours en rapport avec l'esprit qui anime les travaux de notre temps, avec la logique qui préside à la science médicale nouvelle. C'est ainsi qu'ont pris naissance les méthodes numériques et statistiques; c'est ainsi que nous avons vu apparaître et que nous voyons s'étendre tous les jours un grossier empirisme.

En résumé, l'idée moderne voit dans l'homme malade un support et un assemblage de lésions et de désordres, un sujet d'analyses à pousser toujours plus avant. Ces lésions se traduisent par des signes propres, et sur elles doivent se concentrer presque exclusivement l'attention et l'action du médecin.

Le génie antique et le travail moderne observent ainsi deux êtres essentiellement différents. Le premier, un être toujours actif, plongé dans le monde extérieur, luttant contre ou sous toutes les influences qui en découlent, réagissant avec ses qualités individuelles, suivant des lois déterminées contre le principe du mal, venu du dehors ou du dedans. Toute maladie est donc une réaction déterminée par celui qui l'accomplit et par les causes qui la suscitent; l'art est appelé à la juger, à la conduire, à la modifier. Le second, un être lésé dans une ou plusieurs de ses parties, troublé dans les fonctions exécutées par des organes à structure altérée. modifié dans les propriétés dont il jouit. et qui sont inhérentes à l'intégrité des tissus ; par conséquent un être passif, supportant le mal et l'offrant visible et palpable au médecin. La maladie consiste donc en des altérations de tissu et en désordres fonctionnels ; l'art doit tendre à les définir tous, à réparer les uns, à corriger les autres.

Ainsi s'établissent sur la connaissance de l'homme malade et sur l'art de guérir deux sciences opposées, ou mieux deux enseignements distincts. Que l'on s'essaie à sonder les espaces qui les séparent : au-dessus et au-dessous on reculera devant des abîmes. Au-dessus, on arrive à deux ordres opposés de philosophie et d'idées. L'une juge des existences d'après leurs rapports nécessaires, et arrive ainsi jusqu'à l'existence nécessaire par elle-même, éternelle, infinie, contenant toute pensée et toute étendue, loi universelle des êtres, être universel lui-même. La seconde prétend trouver dans chaque existence sa raison d'être particulière et absolue, pénétrer les secrets de l'organisation des êtres, le comment des choses, et, se perdant fatalement au milieu de tentatives impossibles, en vient à ne rien comprendre au delà de ce que nos sens peuvent atteindre et de ce que notre esprit égaré peut imaginer de fictions sur des matières hors de sa portée légitime. Au-dessous de ces notions premières, la différence se prolonge sous mille formes, descendant jusqu'aux parties les plus reculées de la science, interprétant diversement les moindres faits, faisant éclater ainsi l'enchaînement des idées et la toute-puissance des vérités suprêmes.

De l'observation générale de l'homme malade, passons aux interprétations données sur les points essentiels de l'histoire des maladies. Pour le génie antique, quel est le fait majeur de la maladie ? La cause incontestablement. La maladie est, en effet, un acte ou une série d'actes, et ce qui donne le sens, la raison, la portée d'un acte, c'est sa cause. Un être animé, doué d'action et qui agirait sans mobile, ne peut se comprendre et n'existe pas.

Lorsque donc le corps malade se meut, agit, ce mouvement, cette action, sont sous la dépendance d'une cause en rapport avec eux. Cette donnée, éminemment simple et vraie, a conduit aux conceptions les plus élevées et les plus utiles de l'art. L'étude des causes planait sur toutes les autres dans l'antiquité. Une même cause rapprochait les phénomènes les plus éloignés, les actes les plus séparés en apparence. Une différence profonde dans la cause en établissait une égale entre les maladies, quelque semblables que parussent d'ailleurs les symptômes. Les anciens s'attachaient donc par-dessus tout à pénétrer la cause, ou, comme ils disaient, le génie de la cause, pour pénétrer la maladie elle-même et son génie véritable.

Or, où peut résider la cause? En dehors du sujet ou dans le sujet; ces mots embrassent tout, le monde extérieur et le monde intérieur. Nous touchons ici aux plus belles créations de la science antique. Contemplant, en effet, l'homme malade comme actif et réagissant au milieu du monde extérieur, cette science a su rattacher l'un à l'autre par l'observation la plus inspirée. Elle a décomposé ce monde extérieur dans son action sur l'organisme, analysé ses influences diverses et successives, permanentes ou temporaires, et ordonné en un enseignement général et dogmatique tous les résultats acquis. Je vais en retracer les traits principaux, m'attachant moins à en donner un tableau complet et méthodique, qu'à en faire ressortir l'esprit pratique et l'enchaînement.

On observa d'abord les saisons et leurs changements; on vit que telle saison engendrait et ramenait tel genre, telle espèce de maladie. On les tint donc pour cause essentielle de maladie, et même on crut pouvoir distinguer et diviser certaines maladies fébriles d'après les saisons où elles se montraient de préférence, maladies fébriles de l'hiver, du printemps, de l'été, de l'automne. Le passage d'une saison à l'autre fut aussi signalé comme laissant son empreinte : ainsi, la transition des maladies d'une saison à celles de la suivante s'accomplissait comme le passage des saisons elles-mêmes ; les maladies qui finissaient se continuant affaiblies, en même temps qu'apparaissaient celles dont le règne allait commencer. Si les caractères d'une saison avaient été tranchés et persistants, son action sur l'organisme ne s'éteignait pas avec elle, mais se prolongeait dans la saison suivante, et les maladies de la saison précédente se continuaient au lieu de faire place à de nouvelles. C'est ainsi que les fièvres de l'été se poursuivent souvent dans l'automne, et celles de l'automne dans l'hiver. Mais ce n'est pas tout : les mêmes saisons ne se ressemblent pas exactement ; chacune a sa physionomie propre qui la sépare de ses analogues antécédentes et de celles qui doivent la remplacer. Par suite, les maladies que ces saisons provoquent ne reviennent pas toujours identiques, mais chaque fois avec des caractères distinctifs plus ou moins notables ou exceptionnels : c'est ce que les anciens appelaient constitution de la saison et des maladies de la saison. Il y a plus, toutes les saisons d'une même année peuvent offrir pendant l'année entière un même caractère prédominant, d'humidité, par exemple, ou de sécheresse, ou de vent ; d'où résulte une constitution correspondante des maladies, dite *constitution annuelle*. Il ne faut pas s'attendre pourtant à trouver toujours, ni même fréquemment, une corrélation très évidente entre le mode particulier des saisons et de l'année et les maladies concomitantes. Des saisons et une constitution annuelle peuvent paraître sans aucun cachet prononcé, et cependant les maladies avoir une forme, un génie particulier et même anormal. Il y a dans l'air ambiant et dans la constitution des saisons de ces influences mystérieuses, de ces modifications ou éléments presque insaisissables se révélant uniquement par l'empreinte profonde laissée aux maladies régnantes en un même temps, en sorte qu'aux effets seuls on reconnaît l'existence d'une cause puissante et spéciale. Et c'est la seule vraie manière de juger les causes en médecine que de les juger par les manifestations de l'organisme ; car s'il existe de ces dernières qui ne peuvent, malgré leur caractère tranché se rattacher à une cause notable et évidente, il se rencontre aussi des causes énergiques et vigoureuses en apparence, impuissantes en réalité à impressionner d'une manière durable et sensible l'organisme.

Je me suis hâté de faire en quelques premiers mots ces réserves majeures avant de continuer l'étude des causes systématisées par l'antiquité, parce que ces réserves s'appliquent encore plus particulièrement à la suite de cette étude rapide. En effet, outre la constitution des maladies de la saison et celles des maladies de l'année, il y a aussi la constitution des maladies de plusieurs années en nombre indéterminé, qu'on puisse ou non la rapprocher de la constitution d'une série correspondante d'années : c'est la *constitution stationnaire*. Ce n'est pas tout encore : les maladies d'une saison, d'une année, d'une constitution stationnaire, peuvent être traversées par des maladies d'une forme plus précise, d'une marche mieux réglée, nombreuses et se dessinant nettement sur le fond des maladies ordinaires ; ce sont les *maladies endémiques*. Celles-ci, ou participent du génie des affections régnantes, et en sont alors comme l'expression prononcée énergique et vraie, naissent plus ou moins rapidement après elles, et s'éteignent par degrés avant ; ou elles n'offrent aucune analogie avec l'état morbide dominant de la saison, éclatent brusquement, violemment et sans signes précurseurs : ce sont les véritables épidémies, ordinairement aussi graves qu'insolites, terreur des populations, désespoir souvent des médecins. Les maladies épidémiques sont soumises elles-mêmes à certaines règles : elles débutent, croissent rapidement, arrivent à une période d'état et y demeurent plus ou moins longtemps, oscillent ensuite et déclinent enfin. Elles impriment, en général, leur cachet aux maladies qui surviennent pendant qu'elles sévissent, le nombre de ces maladies s'abaissant d'ailleurs beaucoup. Par les perturbations qu'elles entraînent, ou par l'une de ces lois cachées dans leur essence, et dont nous ne connaissons que l'application, ces épidémies meurtrières marquent souvent le terme d'une constitution stationnaire et le commencement d'une nouvelle, laquelle emprunte quelquefois certains caractéres éloignés et essentiellement généraux à l'épidémie qui la précède.

Telle est l'analyse sommaire des causes tirées du ciel, comme disait Hippocrate. Mais il en est d'autres plus appréciables, plus fixes dans leurs effets, qui arrivent dans l'air par le sol, par la nature de la contrée, par l'exposition aux vents humides du midi, ou secs et froids du nord. Ces causes sont dites endémiques. Elles sont plus ou moins énergiques, suivant les éléments qui les fournissent : tantôt saillantes et outrées, elles l'emportent sur les causes dues aux changements des saisons, aux constitutions de l'année, ou aux stationnaires ; dès lors, les maladies nées sous la première et forte influence ne sont que faiblement modifiées par l'action des causes dernières ; tantôt, au contraire, les causes endémiques sont modérées et douces, et alors les maladies reçoivent facilement l'empreinte de la constitution régnante. Parfois aussi les endémies sont favorisées dans leur développement par la constitution des saisons ; quelquefois elles sont contrariées et même empêchées par cette constitution. Ordinairement les causes endémiques transforment, assujettissent toutes les maladies régnantes ; parfois elles se bornent à susciter à côté de ces dernières une forme morbide spéciale plus ou moins en dehors des formes communes. A ce genre de causes qui atteignent l'homme malade par l'air ambiant, il faut joindre d'autres causes particulières tenant aux habitudes, aux mœurs d'un pays, à l'alimentation ordinaire livrée par les produits naturels et normaux de la contrée, ou à cette alimentation altérée par une dépravation générale et exceptionnelle de ces mêmes produits. Enfin, peut-être faut-il compter encore les causes se rattachant aux conditions morales, aux passions qui agitent les populations, causes incertaines et dont l'action est difficile à constater. Toutes ces causes fournies par le monde extérieur ont été appelées universelles ou populaires, parce qu'elles s'exercent sur le peuple entier. A côté d'elles, il faut réserver une place à part aux transmissions spécifiques, virulentes et contagieuses : ici la cause vit encore en dehors du sujet; mais elle est directe, agit individuellement, amène en général des effets réguliers et constants.

Viennent ensuite les causes qui existent dans le sujet lui-même, et qui, par conséquent, lui appartiennent en propre, et sont singulières ou individuelles. Telles sont l'alimentation particulière, l'habitation, la conduite privée, les occupations et autres conditions spéciales qui composent le régime de vie ; les dispositions morbides héréditaires, l'âge, le sexe, le tempérament, les habitudes acquises, le caractère, les affections morales, les passions, les maladies antécédentes. Toutes ces causes influent sur les réactions de l'organisme; elles ne soustraient pas, en général, l'individu à l'action des causes universelles; mais elles modifient les maladies, même déterminées par ces causes universelles, outre qu'elles sont causes elles-mêmes d'états morbides indépendants de toute autre influence. Par suite, chaque malade offre un sujet spécial d'étude, se ralliant à l'étude voisine et simultanée des autres, mais s'isolant aussi par tel ou tel caractère, d'une importance souvent majeure.

Je pourrais étendre cet exposé succinct des causes générales des maladies d'après les données antiques; mais mon but n'est pas de retracer l'ensemble complet d'un pareil sujet. Je veux seulement faire comprendre l'idée mère, féconde, génératrice, qui inspirait l'antiquité dans ses interprétations de l'homme malade et des faits morbides. Or, j'en ai dit assez sur les causes assignées par la médecine hippocratique aux maladies humaines pour pouvoir en déduire la signification essentielle qu'il faut en cette doctrine attribuer au mot de *cause*. On doit entendre par cause ce qui fait que tel phénomène succède à tel autre, cette puissance dont l'action engendre la succession des faits. Dans ce sens, donner la cause des faits, expliquer un fait, c'est signaler l'ordre et les règles qui président à leur apparition, à leur développement, à leurs transformations; c'est établir les rapports révélés par l'ob-

servation simple et droite des choses, voir ce qui est, ce qui agit
et se meut, et chercher la raison de l'existence et du mouvement,
non en l'objet que l'on observe, mais dans les rapports de cet objet avec les existences qui le pressent et l'environnent; c'est comprendre la subordination contingente des êtres et des forces, pour
atteindre jusqu'à la force et jusqu'à l'être suprème et nécessaire;
c'est proclamer cette philosophie qui élève l'homme, suivant l'expression de Pascal, à la dignité de la causalité. On comprend tout
ce qu'a de prudent et à la fois de profond cette notion générale
de la cause, combien elle éloigne des fausses suppositions, des
fictions hypothétiques; elle conduit à une narration simple, élé-
vée, logique, des faits et gestes de la nature vivante dans leur
enchaînement et dépendance mutuels.

A cette notion philosophique de la cause, et qui enferme en elle
toute vraie science de l'homme vivant, il convient d'associer l'interprétation plus spécialement médicale des rapports de cause à
effet sur l'organisme malade. Or, nous avons déjà fait entrevoir
comment le médecin doit entendre et juger les causes des maladies. Ce n'est jamais effectivement par l'étude de la cause en elle-
même qu'il faut s'efforcer à pénétrer la nature de la cause et celle
de la maladie qui en dépend. La médecine n'a point à dépasser
son sujet immédiat, l'homme malade; c'est d'après l'homme malade, les actes qu'il accomplit, l'observation de ses mouvements,
leur rapprochement avec ceux présentés par d'autres malades en
un même temps, leur tendance, leur mode de terminaison, leur
résistance ou leur modification particulière devant telle ou telle
médication; c'est devant toutes ces considérations, et d'autres
encore, que la nature d'une cause, c'est-à-dire la manière dont
l'organisme est impressionné, est jugée dans sa vérité. Lors
donc qu'on établit les constitutions saisonnières, annuelles, épidémiques, stationnaires, ce n'est pas pour arriver de l'analyse directe de ces constitutions comme cause, au jugement des maladies correspondantes comme effet; c'est de ces dernières qu'on

doit, au contraire, remonter pour établir et pour juger les causes. Aussi jamais, comme nous l'avons déjà dit, une constitution du temps étant donnée, on n'arrivera *à priori* à deviner et à définir une constitution morbide réelle, une épidémie régnante; souvent même celle qui existe sera opposée à l'idée qu'on aurait pu s'en faire d'après les seules inductions du raisonnement. C'est que la cause n'est jamais simple, mais tellement complexe, que la résultante de toutes les parties qui la composent, soit que celles-ci proviennent du monde extérieur et de la succession des temps, soit qu'elles résident au dedans du sujet et tiennent à son mode d'activité présente ou passée, échappe nécessairement à l'analyse et ne se peut préjuger et préciser qu'avec la certitude de l'altérer et de la voir à faux. Il en est ainsi, même lorsque les causes paraissent directes, visibles, accessibles à nos sens, comme les virus, par exemple. L'analyse d'une matière virulente ne donnera jamais les effets que cette matière engendre. Il y a même plus : lorsque la cause morbide consiste plus spécialement en une lésion de tissu, qu'elle soit primitive ou secondaire, son action réelle ne sera pas mieux saisie. Mettez le génie le plus pénétrant en face d'une altération organique, il ne pourra jamais aller de celle-ci à la conception nette de la maladie qui doit suivre ; s'il le fait, c'est par souvenir, c'est pour avoir déjà observé la maladie qui accompagne cette altération, et encore ne le fera-t-il pas complétement; car, s'il est possible par les connaissances acquises de tracer à côté d'une lésion l'histoire de la maladie générale correspondante, il ne l'est pas de donner à l'avance une histoire particulière dans ses caractères précis et distincts. Il ne suit pas de là que l'étude directe de la cause ne doive pas être poursuivie en dehors du sujet ou dans le sujet, autant que le permettent nos moyens d'investigation. Bien au contraire; plus cette connaissance sera avancée, plus il en rejaillira de clarté sur le fait morbide que la cause suscite, et plus ce fait morbide sera possédé dans sa pleine réalité. Si la perception de la cause ne donne pas la notion intuitive et immédiate de l'effet, et si celui-ci, c'est-à-dire la manifestation morbide veut être observée directement, il est certain pourtant que cet acte morbide sera d'autant mieux compris que sa cause sera plus claire, plus évidente, mieux pénétrée dans sa nature intime. En outre, la recherche et l'analyse des causes est importante au point de vue prophylactique. Il est possible, en effet, dans certains cas, de combattre les causes nuisibles, de les détourner de l'organisme ou d'en annihiler l'action, et d'empêcher la production des effets morbides que naturellement elles provoquent. A ce double point de vue, il est donc essentiel de connaître, de poursuivre les causes.

Telle est dans ses rapports principaux la doctrine de l'antiquité sur les causes. Je sens tout ce qu'une exposition sèche et dogmatique a d'insuffisant pour faire concevoir la grandeur de l'œuvre que ces principes ont inspirée. Il faudrait pouvoir faire embrasser à la fois, et la pensée première, simple et sévère, et les riches développements, le monde de vérités qu'elle contenait et que la succession des grands hippocratistes a mis glorieusement à jour. Mais il n'appartient à personne de comprendre sous son regard une vérité suprême et à la fois tout ce qu'elle renferme. La vie de l'homme est bornée : elle ne perçoit distinctement qu'en passant d'un point à un autre, quel que soit son degré de rapidité de pénétration et de portée. Or, pour juger cette doctrine des causes dans sa fécondité, c'est toute la médecine antique qu'il faudrait retracer. Chaque page des *Instituts de médecine pratique* de Borsieri en porte l'empreinte, si l'on sait remonter à l'idée première, à la philosophie antique et vitaliste dont cette œuvre relève.

Nous avons de la peine aujourd'hui à ne pas considérer ces dogmes comme à moitié chimériques ; tout au moins nous refusons de les regarder comme nécessaires. Nous ne voulons pas admettre que sans eux la science et l'art n'existent pas, ou, pour mieux dire, on a établi en dehors d'eux une science et un art nouveaux. Nous ne comprenons pas même comment les anciens en usaient pratiquement, comment ces notions sur les causes étaient l'enseignement, la nourriture première des intelligences vouées à la science de l'homme malade ; comment elles pénétraient sûrement et façonnaient les esprits de tous par l'étude de chaque maladie et de chaque malade, et comment il nous échappe en ce temps tout un ensemble de choses que les esprits imprégnés de ces principes créateurs voyaient et discernaient autrefois. Nous sommes donc portés à croire que les anciens se transmettaient cette doctrine des causes pour la reléguer dans un enseignement dogmatique, comme un jeu de méthode, comme une de ces divisions scolastiques acceptées sur la foi du maître, et données dans la chaire pour être oubliées au lit du malade. Nous ne pouvons être sincèrement convaincus que cette doctrine fût leur pensée vivante, leur inspiration permanente, la force avec laquelle ils firent de la médecine pratique une création continue, une découverte incessante. C'est que les conditions de la science sont changées ; nous sommes élevés à une autre philosophie, à une autre logique, à une autre interprétation des faits, à un autre coup d'œil médical. Or, nous ne referons qu'avec de grands efforts notre éducation ; nous ne transformerons nos habitudes prises de comprendre et d'analyser la nature et l'homme malade que par une volonté ferme et soutenue, une attention longue et courageuse. Il nous faudra subir une persévérante imitation pour marcher librement dans les voies fécondes de l'art antique : l'erreur seulement s'apprend et se répand vite, et la médecine systématique est seule facile et entraînante.

L'idée moderne détermine le fait majeur et les causes réelles de la maladie d'après les principes qui la dirigent dans ses investigations sur l'homme malade. Si pour le génie antique la maladie réside en une réaction de l'organisme, trouvant sa raison d'être dans une cause anomale de trouble, et si la cause est le fait majeur de la maladie, l'idée moderne, ainsi que nous l'avons vu, considère les phénomènes morbides comme le résultat d'une lésion des organes ou d'un dérangement des fonctions, et la lésion est l'affaire capitale. Elle est, à proprement parler, la cause qui domine la production de tous les faits morbides, et seule peut en révéler la nature, en livrer l'explication réelle et utile. Le labeur moderne ne s'efforce donc pas à rattacher par l'observation pure les actes morbides aux causes probables, à les définir, à les classer selon la nature de ces causes, présumée d'après les caractères essentiels de l'acte produit. Cette science des causes éloignées est bien loin aujourd'hui de servir de base philosophique à la médecine et à l'art, de fournir même souvent, comme autrefois, les divisions et les différences des maladies, leur caractère vrai, les indications thérapeutiques. Elle n'inspire plus au praticien l'étude assidue des constitutions médicales, si changeantes et dont les moindres variations intéressaient tellement les anciens. Qu'importe, en effet? Une même lésion provoque une même maladie : la cause éloignée peut-elle ôter à la lésion ses caractères arrêtés, la modifier dans ses conditions réelles, l'empêcher d'être ce qu'elle nous paraît, c'est-à-dire fixée sur tel point, ancienne ou récente, légère ou grave, peu étendue ou envahissant de larges espaces? Les saisons, les constitutions annuelles ou stationnaires, et même les conditions particulières de l'individu sont ici scientifiquement accessoires. Les altérations de tissu qui composent une même maladie sont identiques toutes les années et chez les diverses personnes. Si la médecine moderne est logique, fidèle à ses principes, l'histoire établie d'une maladie basée sur une lésion bien définie ne peut varier. Les phénomènes que la maladie présente, sa nature propre, son traitement, sont déterminés en dehors de toutes les vicissitudes extérieures. Aussi la médecine pratique n'est-elle plus cet art de l'antiquité, plein de nobles incertitudes et de variations, où l'observation porte toujours sur un monde nouveau, où le génie du médecin est toujours en un enfantement incessant, découvrant un jour des rapports inconnus la veille, et déduisant de là une intervention thérapeutique savamment appuyée. Le travail journalier du médecin est devenu aujourd'hui une constatation exacte de faits précisés d'avance, de lésions étudiées déjà, et dont il faut fixer l'état, l'étendue, la durée.

Maintenant, quel est le fait majeur de la lésion elle-même, quelle est sa raison d'être? C'est le mode suivant lequel elle se produit, le mécanisme, la marche de son développement. Ce comment est la cause réelle de la lésion, et de la maladie, par conséquent; c'est aussi lui qui, logiquement, doit amener à la détermination thérapeutique. On guérira la lésion en combattant les moyens par lesquels elle s'établit. C'est là la clef de voûte de tous les systèmes; c'est la grande ambition et aussi la fatale nécessité du travail moderne. Que de théories enfantées dans ce but! que de livres perdus dans ces recherches de la production du fait morbide! Que l'on ait adopté des explications mécaniques pures, ou que l'on y ait joint des fictions physiologiques, des propriétés dites vitales, dont l'exagération et l'affaiblissement étaient regardés comme principes du mal, le désir était le même : expliquer la lésion, expliquer la maladie. Je pourrais sommairement exposer ces enseignements matérialistes, comme j'ai exposé les enseignements antiques; je me borne pourtant à les signaler ainsi, sans les développer davantage. Chacun ne peut-il pas aisément combler cette lacune, en s'attachant surtout, comme à un fil conducteur, à cette nouvelle notion de la cause que j'indique ici; que je retracerai encore tout à l'heure, dégagée de toute application et dans sa donnée générale.

Ce n'est point que l'on repousse absolument, dans son insignifiance réelle d'aujourd'hui, l'étude des causes occasionnelles de la maladie; mais on n'y attribue pas la même signification, ni la même portée que dans la doctrine hippocratique. Ainsi, après avoir caractérisé la maladie par ce qui est tenu pour la cause véritable, la lésion, on ajoute ordinairement un paragraphe étiologique qui n'ébranle en rien le jugement porté. Lorsqu'on veut donner à ce côté de l'histoire de la maladie, communément négligé et souvent même trivial par une uniforme répétition de faits apportés sans discernement; lorsque, dis-je, on veut donner à cette relation des causes morbides une importance inaccoutumée, on le fait, non en s'inspirant de l'esprit antique, mais en établissant de laborieuses et longues statistiques sur les diverses conditions d'âge, de tempérament, de sexe, de séjour, dans lesquelles s'observe ordinairement la maladie dont on traite. Un pareil travail n'a rien de commun avec la doctrine des causes que nous avons retracée. C'est que le labeur moderne n'étudie plus la vie ni l'être humain en tant qu'agissant et réagissant, mais l'être humain en tant que composé d'organes et que muni de fonctions diverses, lesquels peuvent être lésés et troublés, et amener dès lors cet état d'altération et de trouble appelé maladie. Aux yeux de la médecine moderne, l'homme malade est une très noble machine, douée de la vie comme d'une propriété inhérente, la plus savamment organisée et la plus obscure de toutes, dont la science doit poursuivre l'analyse, pénétrer l'enchaînement profond et les ressorts mystérieux et presque infinis, pour arriver à se rendre compte des dérangements et des désordres variés que la lésion d'une partie occasionne. La lésion et les désordres sont la maladie, et la manière dont tous les deux s'établissent fournit la cause véritable du mal.

Il faut admirer ici la dépendance en laquelle s'entretiennent toutes choses. Nous avons vu à la doctrine antique des causes morbides correspondre une notion générale de la cause, laquelle à son tour se relie à cette notion suprême de causalité qui domine toute philosophie ne posant pas le scepticisme et le matérialisme comme point de départ, ou mieux comme abîme premier, quelles que soient d'ailleurs, touchant cette vérité fondamentale, l'interprétation et les inductions subséquentes données par les philosophes divers. Or, à l'idée moderne de la cause se rattache une autre entente de la cause en général, et sur laquelle j'ai promis de revenir. La cause est ici la manière dont un fait est produit, le mécanisme par lequel s'opère un mouvement, le procédé simple ou complexe qui amène le résultat. Ainsi, rechercher la cause d'un phénomène, c'est chercher par quel mode il s'effectue ; la trouver, c'est pénétrer le secret de la production phénoménale. La raison, le commencement et la fin de cette étude sont contenus dans le sujet étudié lui-même. Pensée systématique qui, appliquée à l'homme, conduit à formuler sa constitution intime, à prétendre à la connaissance pleine du fait de la vie et du fait morbide ! Tentative impossible et qui se rapporte à cette philosophie qui ne veut voir que ce qui frappe les sens, n'accepte que la seule matière douée de telles ou telles propriétés, accordant au monde tangible et fini l'existence comme attribut nécessaire et indépendant. Mais de pareils égarements sont-ils avoués, et n'est-ce pas à son insu que la pensée médicale moderne sacrifie à ces fausses et pauvres fictions ?

Si j'ai su exposer fidèlement et avec clarté comment le génie antique d'un côté, et l'idée moderne de l'autre, contemplent dans son ensemble l'homme malade, et comment ils conçoivent en des différences profondes le fait capital de la maladie, on peut en induire comment chacun d'eux à dû interpréter les points spéciaux qui constituent la science et l'histoire des maladies. A l'interprétation des faits généraux et essentiels obéit toujours fatalement celle des faits particuliers. Il ne faut guère s'arrêter à quelques infidélités de détail, lesquelles ne sont d'ailleurs que des inconséquences, que la réprobation des principes sur lesquels on s'était appuyé. Au reste, ces infidélités et ces contradictions sont bien plus rares qu'elles ne paraissent au premier abord. Un sol ne féconde que les germes qui vont à sa nature ; ceux qui y sont étrangers, ou périssent, ou leur développement chétif, stérile, démontre en quelle hostilité les deux éléments se rencontrent. Poursuivons donc, et voyons successivement l'esprit antique et l'esprit moderne obéir à leur pensée propre sur quelques questions et matières attenantes à l'étude des maladies et à l'art de guérir.

L'une des premières qui se présentent a trait au langage médical et aux dénominations morbides. Les anciens, en créant leur langue médicale, ont élevé une œuvre admirable et dont les médecins ne mesurent pas, en général, toute la portée et la force. En bonne logique, aux lois qui régissent le sujet doivent toujours se rapporter les lois du langage qui veut exprimer les qualités du sujet. Les lois propres, scientifiques, de la langue de la science qui a pour sujet l'homme malade, doivent donc être en harmonie intime avec les conditions et les caractères essentiels des réactions morbides. Or, on connaît l'interprétation antique des faits vitaux ; on sait le mode d'être flexible, mobile, variable, complexe, de ces réactions vitales, déterminées par une cause souvent inconnue dans son essence et diversement appréciable et problématique, malaisées parfois à préciser par les manifestations extérieures, remplies enfin d'obscurités incessantes. On comprend combien il était difficile de composer un corps de langage qui répondît à ces conditions : il fallait que toujours le mot exprimât la réalité complète de l'acte morbide, représentât au médecin le fait lui-même dans sa nature vraie, indéterminée, vague et à la fois nette et précise ; il fallait surtout que l'expression fût assez souple et large pour contenir tous les caractères de l'acte et du fait qu'elle avait à rendre, et pour cela elle ne devait pas être exclusive, s'adressant seulement à une des conditions de l'acte, à moins que celle-ci ne fût une condition nécessaire. Par suite, les mots essentiels, fondements de la langue médicale, devaient forcément représenter une abstraction établie sur les actes vitaux, l'abstraction étant seule apte à les embrasser dans leur vérité. L'abstraction rendue par le mot devait être d'autant plus large, que le fait à exprimer était lui-même élevé, dominateur, primordial. C'est ainsi que furent créés les mots : *vie, forces* et *réactions vitales, maladie, fièvre, inflammation,* et un grand nombre d'autres. Que l'on essaie de supprimer le vague qu'emportent ces expressions abstraites, et aussitôt la pensée rendue sera dénaturée et fausse, ne représentant plus qu'une hypothèse toujours étroite, comparée au sujet. Le langage de l'abstraction convient si bien au génie de la science, que plus il est prononcé, pur, dégagé de toute alliance, plus il touche à la réalité, en cela notamment qu'il s'éloigne de toute erreur. On remarquera surtout que ce langage est diamétralement opposé aux hypothèses ontologiques, qui conduisent toujours à une expression concrète, quelles que soient d'ailleurs la probabilité de l'hypothèse et la simplicité du mot adopté pour la rendre. C'est ainsi, par exemple, qu'on doit proscrire ce mot *principe vital*, passionnant, quoique inutile, bien des vitalistes modernes. Ce mot, appelé à tort par Barthez pour faciliter son langage, séduit ces médecins plutôt que la pensée même de Barthez, que la philosophie de causalité proclamée par lui dans toute sa sévérité. Du reste, l'auteur des *Nouveaux éléments de la science de l'homme* se trompa, en croyant donner ainsi de l'aisance à son langage; il ne fit que l'obscurcir malheureusement. La langue médicale ne peut que perdre de sa clarté, en sacrifiant à une supposition quelconque. Les fictions nous ont toujours envahis, et plus qu'à tout autre elles nous sont nuisibles.

A côté de ce langage large, savant, abstrait et exclusivement médical, se trouve un langage figuré, emprunté au monde extérieur et à ses phénomènes, ou au monde moral; c'est encore là la source d'expressions hardiment conçues; mais elles ne passent dans la science des maladies que généralisées, transfigurées encore dans l'abstraction, animées de la vie et de la chaleur de notre être, devenant alors les traductions inspirées de la nature. Tels sont les mots : *intermittence, rémittence, éruption, putridité, malignité, fermentation, effervescence*, et une foule d'autres.

D'autres, enfin, furent spécialement demandés à l'économie humaine, aux différentes espèces de tissus, d'humeurs, d'organes, aux mouvements intérieurs de l'organisme; ces mots sont nombreux, souvent associés à d'autres, et toujours fécondés par la pensée générale qui préside à toutes créations du langage antique.

Relevant de ces divers ordres d'idées, le langage de la médecine antique présente cependant un caractère commun à toutes ses formes : c’est qu’il a été composé sur l’être animé, réagissant, qu’il reflète par conséquent l’activité continue de l’homme vivant, sain ou malade ; que, spécialement créé pour les faits vitaux, faits sans analogues d’ailleurs, il se sépare profondément par ses lois et son génie propre de la langue de toutes les autres sciences. C’est même là, à mon sens, le mode le plus sûr de juger la bonté du langage ou d’une expression médicale. La pensée créatrice du mot, et la production de ce dernier, est-elle complétement étrangère et même opposée à la pensée qui doit conduire à la formation des mots d’une autre science, quelle qu’elle soit, surtout des sciences physiques? Le mot médical ne peut-il s’appliquer qu’à un acte, et ne peut-il avoir été créé que sous l’observation de l’activité normale ou morbide de l’homme vivant? Si la réponse est affirmative, l’expression est sainement conçue.

Je ne fais qu’énoncer sommairement ces lois du langage hippocratique, ne pouvant en poursuivre le développement. Je ne prétends pas que les anciens aient toujours appliqué ces lois avec une irréprochable sévérité, et que souvent une idée préconçue n’ait pas chez eux remplacé l’observation vraie de la nature ; loin de là. Mais ce ne sont que les taches inséparables de toute grande œuvre, et la création de la langue médicale antique n’en est pas moins rayonnante. Elle offre ce spectacle unique dans les sciences, de remonter à deux mille ans, et de pouvoir être encore aujourd’hui présentée et maintenue comme un modèle. Tant était pleine d’inspirations salutaires la doctrine philosophique qui guidait alors les médecins, fils des dieux et interprètes de la nature.

Si maintenant on descend de ces règles générales du langage antique pour arriver aux dénominations morbides particulières, pour déterminer de quels divers ordres de faits elles étaient tour à tour déduites, toujours sous la domination des idées que nous venons de retracer, on peut les réduire ainsi. Les dénominations morbides se tirent de la cause de la maladie, cause sensible ou échappant à notre appréciation directe, de la nature présumée de cette cause, de son caractère général plus ou moins apparent, et par suite de la nature et du caractère général de l'acte régi par elle ; en second lieu, des manifestations extérieures, des phénomènes et symptômes, forme visible de l'acte, et enfin des appareils et organes divers par lesquels s'accomplit l'acte, la réaction anomale et temporaire de l'économie malade. De ces différents ordres de faits dérivent toutes les dénominations morbides. Je n'ajouterai qu'une seule réflexion : c'est qu'en général, pour être bonne et complète, une dénomination morbide doit s'adresser à la fois à chacun de ces ordres divers, en empruntant à chaque le fait ou les faits principaux. Ainsi, le nom d'une maladie, pour approcher de ce qu'il doit exprimer, devra toucher et à l'ordre des causes , et à l'ordre des phénomènes et symptômes, et à celui des appareils, tissus et organes. Que cela s'opère sous l'influence et l'action de l'idée vitaliste , et dès lors la dénomination sera , sinon parfaitement exacte, du moins rapprochée du vrai autant que le comporte l'imperfection humaine.

Le labeur moderne répugne étrangement à l'esprit du langage antique. Les mots abstraits que créaient les anciens pour rendre des faits tellement complexes et variables, qu'ils échappent aux prétentions d'une analyse complète, ces mots abstraits, les plus vrais de tous, sont estimés aujourd'hui vagues et obscurs dans le plus mauvais sens. L'esprit actuel ne comprend pas, n'admet pas cette obscurité savante, ce vague plein de réalité, cette indécision qui répond si bien à des faits impénétrables dans leur essence, alors qu'il est question de vie, de santé ou de maladie. Il n'accepte pas ces lois qui séparent de tous les autres le sujet de la science et son génie, et constituent ainsi une science qui, jusque dans sa langue, veut être tenue à part, acceptant de chacune des sciences qui se partagent le reste du monde, mais ne pouvant subir aucune intervention trop prononcée, rebelle même à toute imitation étrangère, pente rapide d'erreurs. Le langage moderne veut être d'une apparence claire, précise, réglée comme celui des sciences physiques. Or, en cela, l'idée moderne a obéi aux notions premières qu'elle avait adoptées. Elle avait voulu ramener la médecine dans la grande famille des sciences dites exactes; il devait en être de même pour la langue employée. Si, en effet, le génie antique ne pouvait exprimer avec précision des réactions anomales, variables, multiples, souvent semblables de forme et différentes de nature et de causes, il n'en est pas de même pour la science moderne qui place cause et essence de la maladie dans les lésions d'organes, de tissus, de liquides, desquelles découlent symptômes, troubles fonctionnels, signes physiques. La maladie étant là, son nom devait y être aussi. Dès lors, les caractères du langage moderne sont révélés. Une lésion, une altération des solides et des liquides se peut toucher, voir, mesurer, analyser tout comme un corps inorganique ; c'est un fait matériel, visible, fixe et non fugitif et mobile, comme une manifestation active. Une lésion a ses caractères en elle-même ; l'organe qu'elle atteint a sa structure et ses fonctions définies ; rien en cela de variable et de changeant ; un même organe supportant une même lésion donne une même maladie, et demande un nom qui indique, et l'organe lésé, et la nature de la lésion. On voit combien cette donnée est susceptible de précision. Aussi une rigoureuse exactitude est-elle le caractère désiré, cherché et vanté, des noms et du langage moderne. On a voulu refaire d'après ces règles la langue médicale et la mettre en harmonie avec les principes de la science ; on s'est efforcé de supprimer tous les mots abstraits, d'anéantir ces expressions imagées, vives, animées, par lesquelles les anciens tentaient de rendre les actes et les mouvements de la nature vivante. Conserver, en effet, une dénomination abstraite, ne représentant ni un organe, ni une lésion, c'était mentir au point de départ, au principe constitutif de la science nouvelle ; c'était se départir de l'exactitude des sciences physiques, adoptée comme un type dont il convenait d'approcher le plus possible. Cette œuvre a été entreprise et conduite avec ardeur : elle n'a pourtant pas été absolument consommée. Quelques mots anciens ont été conservés, malgré la pensée hostile dont ils relevaient ; d'autres ont résisté, revenant d'eux-mêmes, surmontant par leur propre force l'exclusion prononcée contre eux. Il est des cas, en effet, où l'on n'a pu réunir sous le chef d'une lésion un ensemble d'actes essentiellement généraux, communs, divers, mobiles. Il en est où l'activité vitale, trop manifeste et maîtresse, s'emparait de l'expression, ne pouvant être rejetée sans violence contre l'évident. Cependant il y a eu des tentatives complètes et courageuses d'établir une langue médicale entièrement neuve et conforme en tous points à l'esprit du labeur moderne. Tous les faits médicaux, les actes vitaux, les réactions générales aux phénomènes les plus multiples et les plus variables, étaient dénommés par le phénomène, le fait matériel qui paraissait dominant ou le plus constant, et que l'on posait ainsi centre et maître des autres. Le nom abstrait et obscur de maladie prit celui d'*organopathie*, et la nomenclature entière celui d'*organo-pathologique*. Celle-ci était laborieusement et très logiquement construite ; aucun nom ancien n'était conservé ; la construction des noms nouveaux offrait une rigueur, une méthode, une fidélité systématique qui dénotait de profondes convictions. Mais ce qui aurait dû faire le succès de l'œuvre en fut l'échec. Ce raisonnement inflexible, qui acceptait toutes les conséquences d'un principe, fit reculer ceux mêmes qui acceptaient le principe. On aime une certaine modération dans l'application de l'erreur, dans le développement des systèmes qu'elle enfante, et l'on refuse souvent d'arriver aux dernières extrémités.

A côté et inséparable de l'étude des dénominations morbides se place celle de la détermination des espèces morbides. Comment le génie antique, comment l'idée moderne, arrivent-ils à déterminer les genres et les espèces morbides ? Questions qui enveloppent la constitution entière de la médecine hippocratique et de la médecine organique. Ce qui précède en fournit la solution : le génie

antique crée les espèces morbides d'après la cause et la manifestation extérieure de l'acte et d'après les appareils, organes et humeurs plus spécialement mis en jeu par l'acte anomal de l'organisme. C'est toujours sur le corps animé et réagissant que s'exercent la contemplation et l'œuvre médicales. Le labeur moderne
divise les maladies d'après les lésions viscérales, les altérations de
la structure des parties solides et de la composition des liquides ;
c'est sur un corps passivement lésé, presque sur le cadavre que
s'accomplit ce travail, à l'aide surtout du scalpel et des moyens
d'investigation matérielle.

De là plusieurs conséquences : les divisions antiques demeurent
en apparence irrégulières, manquent d'harmonie, de symétrie,
de dépendance vis-à-vis les unes des autres. Elles ne forment pas
un corps où l'esprit de système satisfait puisse tout prédire, tout
calculer à l'avance, tirant gloire d'un arrangement savant, lequel
enserrerait avec ordre et précision tous les faits vitaux et morbides. En un mot, les divisions antiques ne conduisent jamais à
des classifications véritables. Les classifications, en effet, ne sont
pas de simples divisions établies sur les caractères essentiels des
sujets, mais un arrangement particulier et systématique des faits
et des choses qui composent une science, de sorte que ces derniers
soient distribués en classes, ordres, genres, espèces, individus, les
premiers comprenant les seconds, ceux-ci les troisièmes, et ainsi
de suite. Une classification doit donc être simple, méthodique,
rigoureuse, fondée sur des caractères certains, soit qu'elle ne s'a-
dresse qu'à quelques signes constants, apparents, faciles à percevoir, comme dans les classifications dites artificielles, soit qu'elle
s'efforce de comprendre tous les éléments du sujet, toutes les qualités, propriétés et formes de la substance, ainsi que dans les classifications prétendues naturelles. Or, je le demande, les divisions
antiques, tout imprégnées de la spontanéité, de l'imprévu, de la
mobilité des réactions morbides, peuvent-elles conduire à des
classifications telles que nous venons de les définir? Un acte sou-

mis à toutes les vicissitudes des causes, des conditions et du mode
d'être de l'individu qui l'accomplit, peut-il être invariablement
caractérisé et fixé? Un acte n'est pas tout dans sa manifestation
extérieure; peut-il donc être sûrement distingué et classé par ses
caractères visibles, comme l'est une plante, un composé chimique,
un muscle, un tissu de l'organisme? Un acte peut-il s'écrire comme
l'absolue formule mathématique, s'exposer comme un immuable
théorème de géométrie? Le prétendre serait aller contre toutes les
notions de ce qui fait un acte; que l'on examine les actes publics
ou privés de l'individu, les événements historiques des nations,
qui sont aussi des actes, tentera-t-on d'en établir la classification?
De même échappent les manifestations actives de l'organisme
malade; elles ne se laissent compter, mesurer, distinguer, ni classer
comme des morceaux de matière, comme les végétaux fixés au
sol, ou les tissus et organes éteints d'un corps sans vie. Tout ce
qui est possible, c'est d'établir quelques divisions fondamentales
des maladies d'après les rapports généraux de causalité, l'ensemble
de la phénoménalité active, et de créer ainsi certains types généraux, certains ordres principaux d'actes morbides, auxquels les
faits particuliers se rapporteront plus ou moins.

L'idée moderne, au contraire, a organisé une science qui se
prête merveilleusement aux rigueurs d'une classification. Ce ne
sont plus les produits d'une activité incessante qu'il faut classer,
mais des lésions matériellement et visiblement supportées par des
organes. Pour cela, on divise d'abord les parties constituantes de
l'organisme en tissus et appareils, et ceux-ci en portions diverses
et organes; on détermine ensuite le nombre d'altérations différentes qui peuvent affecter un tissu, un organe et même un
liquide organique; la combinaison de ces considérations donne
enfin la nature et l'espèce de la maladie. Ces données sont claires
et faciles; elles conduisent à des classifications nettes et symé-
triques en apparence; en sorte qui si parfois la nature même des
choses se refuse à ces arrangements absolus, cette violation de

l'ordre est voilée par le cadre général et se perd dans la rigueur plus ou moins factice de l'ensemble.

Si l'on réfléchit aux conditions des déterminations morbides, d'après la science antique et d'après l'idée moderne, on saisira dans leur raison première quelques-uns des principaux caractères et des différences majeures que présentent certaines de ces déterminations importantes dans la science. Ainsi l'antiquité, placée devant la grande classe des affections fébriles, dans laquelle l'activité de l'économie éclate souverainement, sut percevoir à travers toutes les obscurités, de remarquables éléments de séparation et de distinction dans l'observation directe de l'acte fébrile, dans l'étude et dans la succession des symptômes, dans les causes probables révélées par la marche et la nature propre de l'affection. Elle édifia cette histoire des fièvres, témoin immortel du génie et des efforts des plus glorieuses générations médicales. Il est facile de comprendre cette histoire en se pénétrant des notions qui ont présidé à sa création successive. C'est la cause, en effet, et la manifestation vitale anomale qui fournissent la raison des distinctions morbides ; or, il faut songer qu'ici la cause est incessamment variable, se transformant, se renouvelant sans cesse, chaque constitution médicale de saison et d'année ayant ses caractères propres. Que l'on se reporte ensuite sur la mobilité et la variété des maladies connues sous le nom générique de fièvres, sur les caractères nouveaux qu'elles acquièrent en une saison, qu'elles perdent dans une autre, et l'on ne sera plus étonné du nombre des espèces morbides, de la discordance apparente des médecins hippocratiques, des descriptions diverses comprises sous un même nom. Il semble que les écrivains de l'antiquité se sont tous crus appelés à donner la relation véritable des fièvres, incomplétement formulée par leurs devanciers ; du moins, ils traçaient ce qu'ils voyaient, et ce qu'ils voyaient n'avait presque jamais été vu de même avant eux. Ce sera effectivement une œuvre toujours nouvelle et jamais épuisée que de décrire les formes fébriles. Les

fièvres, au point de vue antique, sont une nouveauté continue ; le médecin de l'antiquité croyait moins, par les enseignements reçus, connaître exactement les fièvres, que se trouver apte à les juger dans leurs caractères réels, et propre à discerner les espèces que les évolutions de la nature allaient faire passer sous ses yeux. Ce n'est pas à dire que le désordre et le vague fussent maîtres absolus de la doctrine et de l'histoire antique des fièvres. Loin de là ; des types généraux, consacrés par l'observation des grands maîtres, demeuraient comme points fixes et permanents ; certaines espèces notables étaient généralement connues et admises ; les autres composaient un corps variable, auquel les observateurs de chaque temps et de chaque pays ajoutaient un élément, une individualité particulière. Mais les limites et la réserve que commandait la saine intelligence de cette doctrine des fièvres furent bien des fois et malheureusement dépassées. Les médecins cédèrent bientôt à ce désir de domination si commun et si exigeant parmi les savants et les écrivains, et un grand nombre voulurent imposer pour types fondamentaux et pour espèces principales ce que leur observation ou souvent même leur préoccupation personnelle leur avaient montré. De là naquit bientôt une confusion croissante, grande et presque inextricable, surtout pour ceux qui ne possédaient pas sûrement les notions doctrinales de la science, seul fil de ce labyrinthe. Écoutons à ce sujet Borsieri : « Plus je consul-
» tais les auteurs qui ont écrit sur les fièvres, plus je me sentais
» enveloppé d'épaisses ténèbres, tant ils disputent entre eux quand
» il s'agit d'établir les caractères, les causes et les traitements des
» fièvres. Les uns restreignent à un nombre exigu de genres toutes
» les fièvres, si nombreuses et distinctes qu'elles soient ; les autres en
» exagèrent la pluralité, divisant et subdivisant, de sorte que cette
» masse d'individualités fébriles devient un étrange embarras. »

Ces aberrations ne sont pas inhérentes à l'esprit de la médecine hippocratique ; elles tiennent au contraire à l'affaiblissement, parmi les médecins, de son génie inspirateur. Ceux-ci, en effet, méconnurent trop souvent les conditions de la science des fièvres, la nécessité de ne pas présenter comme immuable ce qui de soi est variable, de ne pas établir en une constitution fixe et complète une histoire qui doit toujours rester ouverte aux faits nouveaux, ou témoigner des faits passés et des formes perdues. Voyez les grands hippocratistes : sans prétendre réformer l'édifice des fièvres, en le respectant scrupuleusement, au contraire, tous leurs soins sont à découvrir, à caractériser, à décrire ce qu'ils appellent les fièvres nouvelles, se bornant le plus souvent à ajouter après le mot de fièvre nouvelle, l'année de leur apparition. Ils ont même tracé les règles de cette étude, qui est pour eux l'étude, l'œuvre capitale du médecin, et je ne sais rien de plus beau que leurs préceptes de conduite en face de ces apparitions nouvelles. Qu'on ne pense pas qu'ils nous ont légué de vaines distinctions et de vaines paroles : les unes et les autres sont pleines de réalité, mais d'une réalité élevée, et qui échappe, par suite, à ceux qui ne comprennent que l'observation anatomique des faits médicaux, délaissant l'observation féconde de ces grands et mobiles rapports incessamment établis entre le monde extérieur et l'être vivant. Pour nous, s'il est permis de parler de soi en ces questions les plus solennelles de l'art, nous avons souvent et profondément ressenti les enseignements de Sydenham, de Baillou et de Stoll sur ce sujet. Nous nous sommes trouvé en face d'épidémies nombreuses, variées, souvent meurtrières ; nous avons vu à chaque année, à chaque changement de saison, se déclarer des formes cliniques spéciales ; toujours les maladies d'un même temps nous ont paru s'unir inévitablement : à ces spectacles frappants, les vérités pratiques de l'hippocratisme se sont fait jour dans notre esprit, et des pages jusqu'alors muettes nous ont fait entendre devant la nature de hautes et irrésistibles révélations.

Le génie antique sut donc interpréter librement cet ordre complexe des fièvres, dans lequel l'acte vital essentiellement accompli par l'économie entière semble plus indépendant que tout autre d'une lésion organique , et son interprétation fut fidèle à la condition première de ces actes. Le labeur moderne, on le sait, procède différemment aux déterminations morbides. Il ne cherche pas à distinguer des actes, mais des lésions. Au lieu donc de se trouver, comme le génie antique, plus à l'aise et plus libre devant ces affections, qui sont, suivant l'expression de Stoll, une maladie de toute la substance, le labeur moderne se trouva en face de difficultés sans fin. Entraîné par la pensée dont la réalisation fait pour lui la science, il chercha à définir et à caractériser par les lésions ces maladies nommées simplement fièvres par l'antiquité. L'effet de ces recherches fut bientôt d'effacer une grande portion de l'ordre de ces affections. Il n'y eut plus, à proprement parler, de fièvres continues. Ce mot ne fut conservé que pour exprimer un symptôme commun à une foule de maladies différentes. Mais à la suite l'embarras fut grand, et les opinions varièrent. Je ne raconterai pas les expressions successives que revêtit la pensée de la localisation anatomique des fièvres. La dernière, et la plus universellement reconnue aujourd'hui pour les fièvres continues, porte le nom d'affection ou de fièvre typhoïde. Par cela que ce mot ne révèle pas directement une lésion pathologique, il ne faut pas croire qu'il ait été créé en dehors de l'idée systématique moderne : l'auteur même du mot et de l'interprétation actuelle des fièvres a le soin de nous en avertir dès le début de ses travaux : « J'ai longtemps cherché, dit-il, un mot qui exprimât le caractère anatomique de cette affection sans être désagréable à l'oreille, et ne l'ayant pas trouvé, je m'en suis tenu à l'expression *affection typhoïde*, au moins à peu près exempte d'inconvénients. » On le voit, ce sont des considérations tout à fait secondaires qui ont conduit l'écrivain moderne à cette infraction au langage pathologique adopté de nos jours. Et, en effet, les altérations signalées dans le tube digestif sont le lien vraiment puissant qui relie en une unité imprévue toutes les fièvres continues distinguées par l'antiquité. C'est là la règle et la croyance, et je ne veux pas m'arrêter ici aux exceptions et aux modifications que leur a imposées la force des choses. Mais ce que l'on a fait avec un apparent succès pour les fièvres continues, a échoué misérablement contre les fièvres intermittentes. Toutes les tentatives sont restées sans portée et sans écho, et l'on a dû garder pour cet ordre des fièvres les enseignements antiques, et laisser dans la cause et dans les réactions anomales de l'organisme le principe des déterminations et des divisions morbides de ces fièvres. Je ne puis m'empêcher de signaler ici cette inconséquence forcée.

Sur ce point donc de la formation des espèces morbides le génie antique et l'idée moderne se séparent profondément l'un de l'autre ; et cette séparation, on vient de le voir, grandit encore dans la question des nombreuses maladies connues autrefois sous le nom de fièvres. Ce n'est pas seulement dans les principes et dans l'affirmation que s'éloignent le dogme antique et le travail moderne, c'est encore dans les écarts où tombe chacun d'eux. Ainsi, dans ces affections fébriles où l'altération organique peut être regardée comme secondaire et les réactions vitales comme plus dégagées et indépendantes, le génie antique divisera et subdivisera à l'excès, aux plus légères variations des actes morbides ; et le labeur moderne, méconnaissant des différences importantes, réunira en une seule unité ce que les lésions pathologiques ne sépareront pas suffisamment. Dans le cas, au contraire, où les lésions organiques ont une importance plus marquée, le génie antique n'en tenant pas un compte suffisant, confondra des maladies que l'étude des altérations spéciales à chacune aurait dû faire distinguer. Le labeur moderne, de son côté, se laisse souvent aller à de trop subtiles et excessives divisions d'après les moindres différences dans les lésions anatomiques, sans se demander si cette différence en amène une assez prononcée dans la nature de la maladie et motive ainsi une division nouvelle. Ces réflexions expliquent bien des faits et se peuvent appliquer sur une grande échelle dans l'histoire de l'art.

Quand on signale aujourd'hui les espaces sans mesure qui séparent la médecine antique et celle du jour, on glorifie volontiers les progrès que nous avons fait faire à la science, comme s'il n'y avait de l'une à l'autre qu'une question de progrès, de développement, de marche en avant vers l'observation de la nature et de la vérité. Pour nous, il n'en est point ainsi, et nous croyons que ce qui précède nous autorise à le dire : il n'y a pas progrès de la médecine ancienne à la médecine moderne ; il y a changement profond dans les principes, dans le sujet observé, et dans le mode d'observation. Les deux sciences qui résultent de ces deux manières sont presque étrangères l'une à l'autre ; du moins devraient-elles l'être, si elles restaient fidèles à leur foi première, à leur point de départ, à leur logique propre.

A côté des différences qui tiennent au fond des choses et des doctrines, et dont nous n'avons indiqué que le plus petit nombre, il est intéressant de placer les pures différences de forme, et de montrer, par exemple, comment le génie antique et l'idée moderne procèdent aux descriptions des maladies. Les anciens ne s'assujettissaient dans leurs descriptions à aucun ordre uniforme, et n'appliquaient pas à toutes les espèces morbides un cadre invariable. Ce n'est pas qu'ils se laissassent dériver au hasard, sans principes, ni règles ; mais leur première loi était de subordonner la description et sa forme générale et particulière à la maladie qui était le sujet. C'est ainsi que, suivant les cas, ils décrivaient d'abord soit minutieusement, soit largement, les symptômes principaux, ou étudiaient le type et la marche de l'affection, ou s'attachaient aux causes, aux souffrances spéciales des organes, à la durée, à l'état de gravité ou de bénignité, poursuivant l'histoire de la maladie de telle ou telle manière, s'arrêtant sur une considération, négligeant ou omettant l'autre. Les anciens ne se préoccupaient guère de trouver des définitions précises des maladies. Pour eux, cette définition n'était le plus souvent qu'un abrégé de la description, l'énoncé des caractères principaux ou de la cause majeure de l'affection, ou simplement l'indication du type principal auquel se rattache l'espèce morbide ; ou enfin ils ne prenaient nul soin de ce genre, et la description commençait d'emblée, sans être annoncée par aucune formule plus ou moins vraie ou trompeuse. C'est qu'en effet, il est rare de pouvoir en quelques mots offrir l'image exacte de cet ensemble de causes et d'actes qui constitue la maladie antique. Pour une même affection, les causes sont souvent multiples et diverses; l'organisme qu'elles impressionnent a son individualité et sa réaction propres, et les manifestations d'une même espèce morbide diffèrent de physionomie, d'intensité, de terminaison. Caractères communs et fixes, caractéres particuliers et changeants, la description seule peut souvent en donner une idée suffisante et vraie.

On sait l'importance attachée à la cause ; ce qui est relatif à celle-ci occupe donc une grande place dans l'histoire d'une maladie. Mais ici, nous devons le dire, les anciens ne se sont pas toujours tenus, dans le cours des descriptions morbides, à leurs conceptions générales des causes, telles que nous les avons fait entrevoir plus haut, dominant toutes les études particulières, tous les faits isolés. Ils ne se sont pas bornés à chercher, par la comparaison des manifestations actives, les rapports, l'identité, la nature spéciale des causes correspondantes. Ils ont voulu dépasser ces études simples et fécondes auxquelles les saines doctrines leur enseignaient de s'attacher exclusivement, et ils ont tenté quelquefois de découvrir quelle influence première ces causes exerçaient sur l'organisme; comment, par quelle voie elles impressionnaient et attaquaient l'économie, et nécessitaient ensuite telle ou telle forme de réaction propre à détruire les impressions morbides, ou à éliminer les éléments viciés, introduits ou engendrés au sein de l'organisme vivant. Je ne justifierai pas toutes les assertions, toutes les suppositions avancées à cet égard. La plupart sont hypothétiques, je le veux bien ; mais ces hypothèses ont une senteur.

un parfum de médecine et de vie qui fait qu'elles sont difficilement oubliées par le médecin hippocratique qui les a goûtées. C'est qu'en effet ces fictions ont été composées sur l'homme vivant et réagissant; elles s'efforcent d'éclaircir l'idée morbide, de lui donner un corps sensible, d'expliquer la naissance et la nécessité des actes anomaux qui s'accomplissent, leur forme symptomatique, leur tendance, leurs variations, leur but et la manière dont ce but est atteint. Or, ces fictions, et l'on peut les appeler fictions humorales, car c'est dans les humeurs que les anciens ont incarné de préférence la première action du mal, révèlent toujours la noblesse de leur origine. Ce sont des fictions vivantes qui impliquent le mouvement et l'action, et qui souvent peut-être portent en elles les lois non primordiales, mais secondaires, des réactions vitales; car il y aurait témérité à les supposer toutes imaginaires. La pensée antique ne peut accepter pour ses conceptions, les épreuves, le mode de jugement de l'idée moderne. Celle-ci ne peut saisir ce que, par exemple, veulent exprimer ces mots : *effervescence sanguine*, *effervescence bilieuse*, *cacochylie*, *humeurs putrides*, *putridité*, *crudité*, *coction*, *crises*. Ce serait pire encore, si de simples mots nous passions aux locutions, aux périphrases ordinaires de la langue médicale antique. Nous ne consentirions jamais aujourd'hui à donner à ce langage le nom, que nous prodiguons si souvent, de langage scientifique. Mais que l'on se place au point de vue antique, que l'on interprète ces mots dans leur sens vrai et profond, et l'on pénétrera alors la pensée sérieuse qu'ils cachent souvent, le jugement net et réel qu'ils contiennent des actes et des harmonies actives de l'organisme. Borsieri est un admirable modèle en cela : c'est le plus modeste et le plus sain traducteur de ces images antiques. Dans les obscurités de la langue primitive, qui pressent une vérité plutôt qu'elle ne l'exprime, il veut et il sait dégager de ses langes cette vérité pressentie, pour en faire une vérité pure et pratique; il rend ainsi aux pères de l'art toute la gloire qui leur est due, sans tirer ostentation lui-même de ce que les progrès de son temps permettent un langage plus correct et châtié. Mais si les anciens s'adonnent volontiers à la recherche du mode prochain d'action des causes, et tentent d'établir de la sorte une genèse des maladies souvent hypothétique, je dois cependant faire remarquer que cette étude n'est pas nécessaire à leur manière de comprendre et d'interpréter les actes morbides. De pareilles recherches, à moins de ne poursuivre qu'une théorie secondaire, alors possible et légitime, de la succession des phénomènes morbides, sont même opposées à leur philosophie première, à leur doctrine médicale. Ils sortent par là de l'observation pure de la nature vivante et réagissante, laquelle fait toute leur science. Leur médecine n'en marcherait que mieux, dégagée de toutes ces entraves, produits d'une imagination entraînée hors des limites sévères. Aussi tient-on comme hippocratiques d'autant plus purs, plus élevés et plus célèbres, ceux qui ont su répudier toutes ces conceptions arbitraires, pour se restreindre à l'observation nue des mouvements et actes de la nature.

Les anciens n'énuméraient pas les symptômes d'une maladie en passant invariablement en revue les diverses parties de l'organisme, et en signalant ainsi successivement chaque phénomène et symptôme, à mesure que la description arrive suivant un ordre convenu et fixe à chaque viscère et à chaque appareil. Ils ne classaient donc pas tous les symptômes qui se rapportent à l'encéphale, puis ceux qui appartiennent aux poumons, ensuite ceux qui ont trait aux viscères abdominaux, et ainsi de suite. Ils ne suivaient pas ce nouveau mode qui impose à toutes les descriptions de maladies un cadre uniforme, et offre aux intelligences médicales une aisance soutenue, une facilité méthodique qui leur épargne bien des efforts, et établit un niveau égalitaire sous lequel toutes se courbent forcément. La seule difficulté, en effet, dans ces énumérations réglées consiste à n'omettre aucun détail, à donner un catalogue complet. Les anciens auraient cru étouffer l'idée même de la maladie et ses caractères originaux en les per-

dant dans ces divisions factices, arbitraires, qui séparent et éloignent des actes intimement unis et marchant ensemble au même
but, qui ne montrent ni les luttes actives de l'organisme, ni les
tendances du mal, ni les forces déployées contre lui, ni les oppositions qui s'établissent entre certains actes, ni les sympathies
profondes qui souvent unissent entre eux des actes en apparence
étrangers l'un à l'autre. Contemplateurs assidus de la nature, ces
médecins prétendaient la suivre pas à pas, retracer l'enchaînement,
la succession des phénomènes morbides, faire voir le malade, le
peindre tel que la souffrance et la maladie le font, avec sa physionomie propre, trahissant en quelque sorte le travail des maux intérieurs qui ont précédé, faisant pressentir ceux qui doivent suivre.

Quand les anciens commencent la description des symptômes,
ils retracent d'abord ceux de l'invasion ordinaire de la maladie,
montrent ensuite quels symptômes s'éteignent, quels se maintiennent ou augmentent, ou se transforment en de plus graves ou en
de plus doux, ou quels nouveaux sont provoqués et se déclarent.
Ils indiquent combien ce travail peut durer, comment il s'accélère
et marche rapidement au terme, ou comment il se prolonge. Ils ne
séparent jamais le malade du régime qu'il suit, pour en faire un être
abstrait ; suivant que les caractères de ce régime sont tels, par
exemple tempérés ou échauffants, ils font voir que les symptômes
se modifient en tel ou tel sens, tendent au mieux ou s'en éloignent ;
ils signalent les complications plus ou moins fréquentes et redou-
tables qui peuvent survenir, quels symptômes particuliers ou
quelle disparition de symptômes les annoncent. Enfin, poursuivant
cette étude mobile, quoique réglée, analysant cet ensemble et
cette série d'actes dont l'un commande l'autre, ils entraînent le
lecteur à la fin heureuse ou malheureuse de l'action, à travers
toutes les vicissitudes, toutes les espérances trompées ou réalisées que peut faire concevoir la lutte organisée contre le mal.
Tout s'enchaîne si bien, d'ailleurs, dans ce récit animé des faits,
que l'issue peut être entrevue souvent dès le début, ou du moins

se dessine dans le cours de la narration. La perfection antique
est que l'histoire d'une maladie soit non-seulement une exposition successive des actes et des faits morbides, mais encore
une déduction continue, chaque fait ou acte amenant celui qui
suit. Toute maladie a ainsi une description type de ses symptômes, correspondant à la forme vulgaire de l'affection. A côté se
trouvent les formes exceptionnelles du mal, et la description les
fait connaître à leur tour en traits rapides et fortement accentués.
Après les formes exceptionnelles, mais qui existent en tout temps,
en tous lieux, et qui font partie de la nature et du fond même de
la maladie, viennent encore les formes anomales, irrégulières,
qui paraissent à un moment donné, et souvent alors épidémique-
ment, lesquelles manquent quelquefois des symptômes les plus
frappants des autres, en offrent de nouveaux, d'inattendus, en
contradiction apparente parfois avec la nature du mal ; chacune
de ces formes est indiquée avec ses caractères essentiels, spéciaux.
Ainsi, la description d'une maladie s'accompagne fréquemment
de descriptions isolées, et le type même de la description peut se
décomposer en espèces; car, outre les irrégulières, anomales et
autres, on peut en retrouver plusieurs déjà dans la description
des formes ordinaires du mal ; ces formes, en effet, sont multiples,
bénignes, graves, promptes, lentes, aiguës, malignes, et chacune
offre à un œil exercé son dessein distinct, dont on peut retrouver
les traits dans le tableau commun.

Les anciens ne se bornaient pas à laisser entrevoir l'issue des
maladies par la description des symptômes et l'indication de leur
gravité; ils s'attachaient avec un soin extrême à définir et à préciser les signes qui indiquaient dans chaque affection l'issue bonne
ou mauvaise; ils réunissaient en un tableau spécial ces signes, dé-
terminaient la valeur de chacun d'eux, leur plus ou moins de certitude et d'évidence. Ils établissaient ainsi ce qu'ils appelaient le
pronostic des maladies. Or, il est impossible de rendre ce que les
anciens ont accompli en ce genre d'études : quelle observation

sûre et pénétrante! quelles inductions élevées, tirées souvent des moindres faits, du moment d'arrivée d'un symptôme, de sa venue avant ou après tel autre, de la présence simultanée de plusieurs ou de l'isolement d'un seul! quelle passion de recherches, non-seulement de ce qui est, mais encore de ce qui manque, et en outre des conditions du sujet et de la constitution régnante, épidémique ou non! C'est dans tout cet ordre de choses, en effet, qu'il fallait démêler ce qui plus spécialement permettait un jugement sur l'avenir. Rien de plus animé, de plus étroitement lié à la nature agissante de l'être vivant et malade que les pronostics antiques, généraux ou particuliers. Ils n'offrent pas certainement une certitude absolue, une exactitude rigoureuse, lesquelles iraient contre la nature même des choses. Rien, au contraire, de plus complexe, de plus variable et fugitif que les signes pronostiques : les uns manquent, les autres sont obscurs; ceux-ci ont une signification incontestable ; ceux-là se présentent incertains, indiquant le bon et le mauvais dans de certaines mesures qu'il faut peser pour décider quel côté l'emporte. Établir un pronostic sûr au milieu de toutes ces incertitudes, était regardé dans l'antiquité comme l'œuvre d'un médecin consommé. Borsieri le répète souvent, et s'attache à y conduire dans ses écrits. Voici, entre autres, quelques lignes qui commencent le pronostic de la variole : « Ce » n'est pas assez pour le médecin de connaître les maladies par » leurs caractères et d'appliquer le traitement convenable. En » effet, les maladies, quoique la nature en soit bien jugée, éludent » souvent et déjouent tous les efforts de l'art, et, par contre, bien » des malades, malgré l'ignorance où le médecin est de leur mal, » guérissent ou par la seule puissance de la nature, ou par une » intervention de l'art livrée au hasard. Ce qui fait que l'issue heu- » reuse ou malheureuse de la maladie ne peut permettre un juge- » ment sur la supériorité du médecin. Les malheurs ne manquent » pas aux plus sages, et parfois les triomphes aux plus ignorants. » Mais la marque suprême d'un sage et véritable médecin consiste

» à présager sûrement ce que la maladie offre d'espérance et de
» danger, à pénétrer sa tendance, le but où elle marche. C'est là
» ce qui n'appartient qu'à un très habile et très expérimenté pra-
» ticien. Dans cette partie de la médecine doit exceller celui qui
» veut se séparer des médecins vulgaires et ignorants. » Et de
ceux, aurait-il pu ajouter, qui trahissent et vendent la science à
toute heure ; lesquels aujourd'hui croissent en nombre et en
audace, promettant les guérisons impossibles, affectant de ne douter de rien, et trouvant toujours d'hypocrites raisons pour couvrir
même les plus coupables insuccès, pour aveugler et pour pas-
sionner le public étranger à notre science, le seul qu'ils appellent
volontiers pour témoin et pour juge, le seul d'ailleurs qui puisse,
sans s'abaisser, les regarder et les suivre.

A l'étude des signes heureux ou malheureux des maladies, les
anciens rattachaient celle des crises, c'est-à-dire de ce moment où
se juge la lutte de l'économie contre le mal, heure suprême pleine
de combats et de doutes. Aussi tenait-on comme important à tous
les points de vue ce que l'on a appelé la doctrine des crises. Il y
avait les signes généraux annonçant une crise prochaine, et pour
chaque affection les signes particuliers annonçant la crise ou les
crises propres à cette affection ; puis les signes de la crise décla-
rée ; et enfin la distinction des crises funestes et des crises salutaires, des crises complètes ou incomplètes, lentes ou rapides,
suffisantes ou insuffisantes. En outre, on avait essayé de déterminer, avec plus de précision peut-être que ne le comporte la
nature, les jours dits critiques, témoins ordinaires des crises. La
science des crises, applicable surtout aux maladies aiguës, pas-
sait pour majeure dans l'antiquité : avec elle seule, pour ainsi dire,
on était grand praticien ; l'être sans elle était impossible. Elle for-
çait le médecin à rester toujours l'observateur attentif et l'interprète de la nature ; elle l'empêchait de devenir un téméraire per-
turbateur des mouvements salutaires, en même temps qu'elle
tendait à le préserver de toute dangereuse sécurité.

Je m'arrête et ne montre que les grandes faces des descriptions antiques ; on voit combien elles diffèrent de tout autre genre de description par le génie intime et de la langue et des choses décrites. Ce ne sont pas, en effet, des objets visibles et saisissables dont elles offrent l'image ; ce ne sont pas seulement des phénomènes organiques à enregistrer, mais une série d'actes qu'elles développent avec leur raison d'être et leur fin. Par suite, est-ce presque mal s'exprimer que de dire descriptions antiques. L'antiquité ne décrivait pas dans le sens littéral du mot ; elle narrait, elle traçait des relations raisonnées d'actes morbides ; elle y mettait tout le feu et l'inspiration que l'on peut apporter dans les hautes narrations, dans la pénétration du sens caché des réactions vitales. Aussi atteignit-elle souvent à une éloquence élevée. Elle créa des écrivains et des artistes qui s'attachèrent au mot juste et frappant, rendirent dans son énergie la réalité des choses, et surent, par un style concis et coloré, saisir les imaginations, et mettre dans leurs récits le mouvement et la passion que la nature apportait dans ses actes.

Je craindrais des répétitions fatigantes, si je m'attachais pas à pas à démontrer que le labeur moderne répudie toutes les traditions antiques relatives à la description des maladies. Je me bornerai, à cet égard, à quelques remarques principales.

Les descriptions modernes visent toutes à ce que de nos jours on a appelé le caractère exact ou scientifique, en prenant pour type d'exactitude et de science celui des sciences naturelles, chimiques et physiques. Et en cela la description des maladies s'est rattachée à la pensée que nous avons vue présider à l'organisation de la science médicale nouvelle, pensée dont le but était de faire entrer la médecine dans l'ordre des sciences exactes, comme celles que nous venons de nommer. En vue de cette fin, on a réglé toutes les parties d'une description, en appliquant à toutes les mêmes divisions et en suivant un ordre toujours identique, déterminé d'avance, en dehors de l'étude et du génie spécial de la maladie qu'il s'agit de décrire. Cet ordre est tenu pour méthodique par excellence, la méthode étant conçue d'ailleurs en dehors de la science de l'homme malade, et devant, non obéir à cette dernière, mais la dominer et lui faire subir toutes ses exigences. De même donc que la description d'une plante ou l'examen d'un corps quelconque s'opèrent, en botanique et en chimie, d'après une marche constante et certains procédés invariables, de même la description d'une maladie est soumise à des régles fixes, à un type premier et immuable auquel se doivent rapporter les cas particuliers.

Les définitions sont régulières et toutes déduites des lésions anatomiques. L'énumération des symptômes se fait en passant successivement en revue chaque appareil et organe de l'économie. L'article causes et pronostic, car tout se divise en articles, est réduit à des relevés statistiques indiquant d'un côté les conditions de toute sorte qui paraissent favoriser ou déterminer la naissance de la maladie, et de l'autre sa gravité par le nombre des décès qui ont lieu sur tel nombre de malades. Ces travaux de statistique sont d'autant plus estimés qu'ils pénètrent plus avant dans les moindres détails. En général, pourtant, ils ne portent que sur des conditions absolues, telles que celles d'âge, de sexe, et autres pareilles, plutôt que sur des conditions mobiles, nécessairement vagues et un peu incertaines. Ces dernières sont, en effet, difficiles à déterminer, et répugnent d'ailleurs à l'esprit moderne, qui aime les faits précis et invariables. Ces statistiques relatives aux causes et au pronostic sont données comme exprimant des vérités générales, des faits réguliers ; quoique, en bonne critique, elles ne puissent exprimer que des vérités tout à fait locales et passagères, des faits du moment. Tel est, du moins, le jugement qu'on en doit porter au nom du génie antique, pour qui les conditions morbides, quelles qu'elles soient, varient suivant les pays, les saisons, les années, les séries d'années ; ce qui, dans ce sens, est vrai un moment, et en un lieu, ne l'est plus l'instant d'après peut-être, ni dans les lieux voisins. C'est ce qui fait que la science antique n'a jamais rien fondé sur le régime absolu des statistiques; elle a toujours eu en vue, au contraire, des intérêts changeants, des éléments variables, et ses plus beaux enseignements ont tendu à établir les lois de l'inconnu, du nouveau, de l'anomal, que le médecin devait inévitablement rencontrer. Je ne dis rien ici de la statistique appliquée à la thérapeutique, source d'erreurs plus féconde encore et plus désastreuse.

L'un des éléments nécessaires de l'histoire des maladies pour l'idée moderne est le rapport à établir entre les lésions et les symptômes. Nous avons vu le génie antique se laisser aller parfois à la recherche du mode prochain d'action des causes, et essayer d'établir ainsi, jusqu'à un certain point, le mode de production, la genèse directe des maladies. Mais, ainsi que nous l'avons dit, c'est là une aberration du génie antique, une infidélité à ses principes, et non une obligation de sa doctrine, une nécessité à subir par lui. La façon toute médicale encore, tout animée et presque hippocratique dont souvent il a été inspiré en ces témérités, ne le justifie pas entièrement à nos yeux. Mais le labeur moderne est forcément conduit à rechercher et à poser ces théories ambitieuses qui prétendent révéler la production intime des maladies, en pénétrant les secrets de l'évolution matérielle de la lésion, et allant de celle-ci jusqu'au développement des symptômes, des faits et des manifestations morbides. Ces théories ont été recherchées avec ardeur : aussi souvent qu'on l'a pu, ou qu'on croyait le pouvoir, on a essayé de donner la causalité visible et réelle, mécanique presque, de la lésion, et de déduire ensuite les phénomènes ou effets des lésions ou causes. Pour ce, on a invoqué les hypothèses physiologiques, même les plus contestables, et tour à tour les principes de la mécanique, de la physique et de la chimie ; on est allé jusqu'à invoquer les fluides impondérables, jusqu'à en supposer de nouveaux ; enfin, on n'a pas craint, pour expliquer la production, le comment des maladies, d'admettre toutes ces sup-

positions, toutes ces imaginations grossières, rejetées pourtant
avec mépris ou regret peut-être, alors qu'on les avait avancées
pour expliquer la vie. Comme si la maladie n'était pas une forme
de la vie, un mode de sa manifestation, et comme si se prononcer
sur l'une n'était pas se prononcer sur l'autre! Toutefois cette
entreprise de dévoiler les secrets intimes de la maladie, malgré le
peu de rigueur médicale et l'inconsistance des conceptions acceptées, est restée souvent impuissante même à formuler une erreur
trompeuse. C'était là un échec pour le labeur moderne, parce que
sa philosophie, à moins d'abdiquer, exigeait impérieusement
comme but la poursuite de ces problèmes hors de notre portée.
C'est alors qu'a été formulé un prétendu dogme nouveau, qui vou-
lait réduire toute la science à une pure phénoménalité, et n'était
en vérité que l'abdication doctrinale dont nous venons de parler ;
car la constatation exclusive des phénomènes sera toujours impuissante à constituer une science, et le défaut de philosophie n'en
sera jamais une. Quelque étendu que soit un catalogue de formes,
il ne conduira jamais à connaître une existence réelle, un être
substantiel ; les fantômes ne sauraient amener à la réalité. Il faut
avoir la raison d'être d'un phénomène pour atteindre à sa signification, à sa tendance, aux enseignements qu'il recèle. Si l'on
ignore toutes ces choses, le phénomène est lettre morte, et l'on
reste dans toute ignorance à son égard. On ne peut savoir s'il
convient de le combattre, de le modifier, de lui laisser le champ
libre. La thérapeutique est tarie dans sa source première. C'est
ainsi que la phénoménalité exclusive, proclamée comme la seule
étude et le seul savoir nécessaire, conduit fatalement au doute en
science et en pratique. D'ailleurs ceux mêmes qui propagent ces
principes y font défaut les premiers. Par cela, en effet, qu'ils
définissent ou la maladie en général, ou une seule maladie en particulier, et nul ne peut échapper à cette tâche, ils affichent même
malgré eux une doctrine, et l'on est en droit de leur en imposer
les conséquences. Je ne fais qu'indiquer ici ces lois irrésistibles

qui condamnent le labeur moderne à une œuvre impossible ; qui
l'entraînent à expliquer tous les faits vitaux, tous les actes morbides, à traiter l'homme vivant comme une machine complexe,
dont les dérangements intérieurs doivent être pénétrés dans leurs
raisons cachées. En un mot, les principes de la science actuelle
demandent à ceux qui les suivent de livrer les théories de la vie
et de la maladie.

L'esprit du labeur moderne l'a conduit à porter à une perfection inconnue avant lui deux points importants de l'histoire et
de la description des maladies : l'étude des lésions anatomiques
d'un côté, celle des signes physiques de l'autre.

L'étude des lésions anatomiques a été poussée si avant de nos
jours, qu'elle constitue une science descriptive complète, sous le
nom d'anatomo-pathologie. Elle fait le digne pendant de la science
anatomique dont les limites ont été si prodigieusement reculées
par les travaux les plus opiniâtres : elle est la gloire réelle et
durable de notre époque. Dans les descriptions nosologiques, l'histoire des altérations anatomiques tient la première place, centre
et maîtresse de tout. L'analyse des altérations pathologiques a été
faite à tous les degrés de la maladie, au début, dans l'augment,
l'état, le déclin ; ses rapports avec la curabilité ou l'incurabilité
du mal ont été minutieusement recherchés ; les lésions de même
nature, quoique apparaissant sur divers organes, ont été rapprochées ; les lésions des mêmes tissus ont été pénétrées dans leur
analogie ; les pertes réelles de substance ont été constatées, les
produits nouveaux comparés, déterminés, et ordonnés ; enfin la
lumière a été faite sur les plus profondes obscurités organiques.
Tout ce qui pouvait être vu, atteint ou touché dans le corps humain l'a été par de persévérants et victorieux efforts. Nous glori-
fions hautement ces conquêtes de la science ; mais obtenues sur
l'homme éteint plutôt que sur l'homme animé, sur la mort plus
que sur la vie, elles n'auraient pas dû devenir l'unique fondement
de la science de l'homme malade, c'est-à-dire de l'homme dans

lequel la vie offensée est plus tumultueuse que jamais, l'activité vitale plus emportée, puisqu'au lieu de maintenir et de conserver, il lui faut à cette heure lutter et reconstituer.

Concevrait-on aujourd'hui, avec le rôle dominateur attribué à l'anatomie pathologique, une œuvre médicale traitant de l'histoire et du traitement des maladies, sans reposer sur les révélations autopsiques? Tels sont pourtant les *Instituts de médecine pratique* de Borsieri : presque muets sur tout ce qui est recherches nécropsiques, dans l'erreur même alors qu'il en est question, ils n'en sont pas moins dignes d'être médités. Ils ne s'adressent guère, il est vrai, aux intelligences qui veulent apprendre régulièrement les rudiments premiers de la science; mais celui qui voudra passer de la médecine théorétique, suivant l'expression de Borsieri lui-même, à la médecine pratique; celui qui, devant le malade, aura compris l'insuffisance, je dirai presque l'infidélité des enseignements ordinaires les plus exacts, de l'histoire didactique et générale des maladies, celui-là saura goûter une œuvre pareille, tout imprégnée de génie pratique, de vie et d'inspiration médicale.

A côté et procédant directement de l'anatomo-pathologie, se range la connaissance d'un ordre entier des signes physiques des maladies. Les signes sont des phénomènes matériels qui manifestent d'autres phénomènes dérobés au regard des sens et cause des premiers. Or, les phénomènes inaccessibles au regard et que peuvent trahir des signes extérieurs ou perceptibles sont de deux ordres : ou un état morbide à pénétrer dans son activité spéciale, dans sa nature, sa tendance, son but; ou des lésions internes, cachées, à définir et à mesurer exactement dans leur étendue, leur caractère propre, leur ancienneté, dans leur œuvre de destruction accomplie ou future.

Le génie antique, on le pressent déjà, a dû se préoccuper grandement de l'étude des premiers signes et négliger trop les seconds. Ses enseignements à l'égard des signes qu'il étudiait ont été pous-

sés souvent jusqu'au raffinement ; loin de les perfectionner, le
labeur moderne les a laissés perdre ou dégénérer. C'est ainsi que
les inductions tirées de l'état du pouls sont aujourd'hui négligées
ou singulièrement affaiblies ; les signes qu'il fournissait autrefois,
si nombreux, si subtilement distingués, et dont on tirait de graves
présomptions et présages sur la nature et la marche du mal, et
des indications thérapeutiques majeures, sont maintenant méconnus et estimés sans valeur. Mais, en revanche, les signes révélateurs des lésions organiques ont été pour le labeur moderne admirablement et sûrement analysés, discernés, fixés. Les découvertes
en ce sens ont été éclatantes. Pour en faire comprendre la portée,
il suffit de citer deux mots qui révèlent tout un monde de choses :
la percussion et l'auscultation. Supprimez ces deux mots, et
l'œuvre durable et nouvelle, la gloire du labeur moderne est
presque anéantie. Il n'en reste plus que des disputes vaines sur
des idées rentrées dans le néant ; que des nécropsies et des analyses sans fin, qui, quoique systématisées et importantes, sont impuissantes à elles seules pour rien fonder de grand et de solide
dans la saine science des maladies, et surtout dans l'art de guérir : elles auront eu, toutefois, pour résultat malheureux d'engloutir l'esprit médical animé et fécond, et avec lui les dogmes les
plus élevés de la médecine spéculative et pratique.

L'étude de ces derniers signes physiques, ainsi que celle des
lésions qu'ils ont mission de dévoiler, si elle a été poursuivie avec
ardeur et heureusement développée par le labeur moderne, n'est
pourtant en aucune façon rejetée ni dédaignée par les notions doctrinales de l'antiquité. Au contraire, l'antiquité aurait considéré
ces résultats nouveaux comme de légitimes et précieux accroissements de la science médicale. Elle n'en aurait certainement pas
fait la base fondamentale de la science, base que peuvent seulement fournir les notions premières de causalité et d'activité ; mais
elle les eût appelés à grandir et à mieux assurer encore l'histoire
des maladies. Si donc le génie antique condamne la philosophie

moderne de la médecine, il ne repousse pour cela aucune des découvertes accomplies et possibles dans les diverses branches de l'art, et c'est là un fait de haute importance.

Nous en avons dit assez pour faire comprendre l'esprit particulier des descriptions modernes : régulières, uniformes, exactes en tant que phénomènes à classer, semblables tout à fait aux descriptions naturelles que l'on établit sur une plante ou un corps quelconque; ne se perdant pas à poursuivre les mouvements divers de l'économie offensée, ni à rechercher l'unité d'action qui les relie, qui leur donne une allure propre et déterminée, elles s'attachent aux détails minutieux des lésions organiques et des signes qui les révèlent, énumérant d'après un ordre préalablement établi les symptômes du mal, et les entant plus ou moins solidement sur la lésion, centre vers lequel tout converge; donnant autant de place aux faits cadavériques qu'aux faits vitaux, et même décrivant mieux la mort que la vie. La première, en effet, est immobile et se prête merveilleusement à tous les maniements, aux perquisitions les plus soutenues et les plus variées ; tandis que la seconde, par la succession rapide de phénomènes souvent divers à l'excès, étonne et trouble l'observateur, surtout celui qui, par ses habitudes et la direction de ses facultés, est porté plus volontiers à ce que l'on appelle aujourd'hui l'observation exacte et méthodique.

Si l'on réfléchit aux caractères de nos descriptions, on saisira facilement les qualités de style qui leur sont correspondantes. La médecine ne peut former désormais ni écrivains originaux, ni artistes passionnés ; elle conduit à une rédaction nue, froide, uniforme, sans mouvement, ne trahissant ni élan, ni inspiration, appartenant à tous ceux qui passent pour maîtres de l'art, comme aux plus jeunes adeptes. Aussi la lecture de ces œuvres sans saillie exige-t-elle une inébranlable patience. On parcourt aujourd'hui nos livres pour apprendre les faits et les détails qu'ils contiennent, mais non plus pour ce bonheur de lire des pages éloquentes.

amples ou concises, rapides ou pleines de développements et d'aperçus, ni pour puiser dans ces œuvres les germes de ce que nos pères appelaient le feu divin , afin de s'en trouver animé ensuite au spectacle de la nature souffrante. Les œuvres illustres manqueront, manquent peut-être à nos générations. Les analyses matérielles de l'agrégat humain ne sont pas sans limites; encore quelques pas, et nous ajouterons difficilement au labeur de nos devanciers. Les intelligences spontanées se lasseront bientôt , si elles ne le sont déjà, de poursuivre, à travers des fatigues parfois rebutantes, un détail nouveau de cette science des altérations organiques, détail dont les applications seront souvent sans portée ou contestables. Seule, la médecine antique est sans fin, ou plutôt sera toujours renaissante et nouvelle ; elle a pour sujet des actes vitaux toujours inépuisables à l'observation, par cela qu'ils sont sous la dépendance de causes essentiellement changeantes, et qu'ils expriment les rapports constamment nouveaux de l'organisme et du monde. L'art ancien est une création permanente.

La littérature médicale ne se borne pas à l'histoire des maladies. Les anciens et les modernes ont, en outre, conçu chacun un genre à part, et bien en rapport avec leur génie distinct. Les premiers ont créé les aphorismes médicaux, dogme suprême de la science, lois générales de la nature vivante et de la vitalité morbide ; les seconds, l'anatomie générale pathologique, donnant les lois de l'altération des tissus , règles souveraines de l'œuvre de destruction et de mort. Je ne veux pas établir de comparaison entre les deux, pas plus qu'entre la vie, sujet des uns, et la mort, sujet des autres. D'ailleurs, les Aphorismes, depuis deux mille ans et pour toujours unis au grand nom d'Hippocrate, ne souffrent aucun rapprochement. C'est l'une des plus belles œuvres de l'esprit humain. Je ne sais même si l'on peut avec justice en placer une seule autre en regard. Les plus hautes conceptions de la philosophie et de l'art, ravissements de la pensée vers l'éternel et le beau, aspirent, il est vrai , à un objet plus élevé : attacher ses regards sur l'être infini, y découvrir l'âme et les devoirs de l'homme, voir le beau, le rendre, s'en faire comme une sublime habitude, constitueront toujours les plus nobles tentatives ; mais l'inspiration la plus puissante reste toujours humaine et au-dessous de pareilles entreprises. Au contraire, percevoir à travers les variations incessantes des faits les lois essentielles auxquelles obéissent la vie et la maladie ; poursuivre l'étude de ces lois, de sorte que chaque fait nouveau soit dominé par elles, et qu'on puisse les appliquer à toutes les situations de l'économie vivante ; découvrir les forces cachées qui savent triompher du mal et ramener à la santé ; déduire de ces observations les éléments primordiaux, les conditions nécessaires de l'art de guérir ; enlever au monde extérieur une part de son empire sur l'être vivant, en opposant à la puissance de destruction une action médicatrice basée sur la force naturelle de conservation ; combattre, enfin, une action nuisible par un acte salutaire, c'est là la plus grande tâche que l'esprit humain puisse trouver à sa portée. L'homme ne saurait directement voir et atteindre plus haut que lui, car il s'assujettit le monde, et, pour se voir dans sa vérité, il faut, d'après le génie antique, qu'il se voie au milieu du monde, pressé par les existences étrangères, modifié par elles et contre elles toutes réagissant. Or, les Aphorismes d'Hippocrate, éclatés, selon le mot de Bossuet, dans l'immortel foyer de la Grèce, entre les œuvres de Platon et de Phidias, sont le plus merveilleux monument élevé à la nature vivante. Existe-t-il des pages dans la mémoire des hommes qui témoignent d'un génie plus profond, d'une conception plus grandiose, d'une pensée plus sûre, plus féconde en ses développements ? En existe-t-il aussi, disons-le à l'honneur de nos pères, qui aient reçu un culte plus senti, plus soutenu et plus fervent ? Et les adeptes furent dignes de ce qu'ils admiraient : ces aphorismes, en effet, furent l'âme de tous les grands médecins jusqu'à l'ère moderne. Chacun les tint pour la chose inimitable, pour la plus fidèle interprétation de la nature. Nourris dans cette méditation, les plus illustres

d'entre eux furent ceux qui surent y ajouter en approchant du
maître divin. Le livre des Aphorismes, en effet, n'est pas resté
absolument seul, isolé dans sa gloire ; la série des siècles et des
grands observateurs s'est attachée à le continuer en s'en inspirant, en le commentant sans cesse, pour ainsi dire. On trouve les
fragments épars de cette assidue continuation répandus dans tous
les beaux livres de l'école hippocratique, soit exposés en préceptes généraux, en enseignements élevés sur la nature et sur
l'art, sur les notions premières où le médecin doit puiser ses inspirations et sa philosophie propre ; soit jetés en traits lumineux au
milieu des descriptions mêmes des maladies, relevant le tableau
de nos souffrances, animant et ennoblissant l'art de raconter, illu-
minant surtout les recherches suprêmes de la guérison. Les aphorismes hippocratiques, enfin, ont enfanté les aphorismes de Boerhaave ; et ceux-ci, après avoir été l'œuvre vraiment grande et
durable d'un maître fameux, ont servi à la gloire de Stoll, qui les
a respectueusement augmentés ; de Van-Swiéten qui, ne dédai-
gnant pas de les commenter, s'est assuré l'avenir. Le croirait-on ?
ces œuvres impérissables, le labeur moderne, trop fidèle à ses
instincts, les a rejetées de sa pensée et de sa méditation. Il en a
méconnu le caractère immuable et souverain, et a cru qu'il pouvait les délaisser comme un débris éteint du passé, par cela qu'elles
ne lui offraient pas des relations exactes de lésions, d'altérations
viscérales, pas même une seule vérité anatomique ou anatomo-
pathologique certaine. Comment donc y chercher le guide assuré
de la science et de l'art ? Cet abandon était la conséquence nécessaire et déplorable de la nouvelle direction imprimée à la science
de l'homme malade. Les œuvres les plus négligées devaient être
celles que la médecine antique plaçait au premier rang, qui ré-
pondaient le mieux à son génie propre, à la philosophie de causalité et à la notion de l'activité de l'organisme, condition première de cette philosophie. Nos générations sont donc élevées à
ne regarder dans les livres hippocratiques que les faibles origines

d'une science dont ils ne conçoivent que les développements modernes ; elles n'y cherchent pas d'autres enseignements, et ne s'en
occupent guère que comme histoire de l'art. Et encore cette étude,
par cela qu'on la tient pour superflue et de pure curiosité, n'inté-
resse-t-elle que quelques esprits presque étrangers souvent à la
pratique et à l'art, des savants plus que des cliniciens. Il n'est
plus de maître aujourd'hui ayant autorité sur la jeunesse médicale, qui lui enseigne à méditer les grands et vrais principes de la
science dans ces aphorismes où le plus immense génie les a écrits
en caractères revêtus par le temps d'une nouvelle beauté ; il n'est
plus de clinicien qui montre dans les aphorismes les bases de toute
pratique, assises sur la pénétration de la nature, sur son imitation
savante, sur le jugement des causes du mal, de ce qui nuit et de
ce qui sert. Non, ces enseignements se sont effacés. Le maître et
l'élève ont fait aujourd'hui la médecine tout autre et facile. Quoi
de plus aisé, de mieux à la portée des intelligences, même pares-
seuses ; de plus propre à toutes les ranger sous une commune
vulgarité, que de placer les principes de la science dans les recherches autopsiques, et le jugement des maladies dans la découverte des lésions organiques et dans l'appréciation des signes qui
les révèlent ? Des sens convenablement exercés, une certaine habitude méthodique y suffisent. Nous pourrons voir plus tard que la
pratique de la médecine, que l'art lui-même, a été rendu également
aisé, et que le praticien qui commence est aussi assuré aujourd'hui
dans ses décisions que celui dont l'expérience est vieillie ; à certains égards même, il domine ce dernier, qui a dû rester en partie étranger aux nouveaux perfectionnements, qui a perdu peut-
être de l'habileté précédemment acquise. Chez les uns, les sens
s'émoussent, d'autres négligent de les tenir en éveil permanent
par un exercice sans relâche. D'après cela, on peut pressentir déjà
que les travaux qui font avancer la science moderne doivent ap-
partenir aux jeunes médecins, presque aux élèves. Et c'est, en
effet, une remarque à faire : les travaux renommés des maîtres

du jour se rattachent presque tous à leur jeunesse, à leurs études premières, aux temps de leur éducation médicale. L'âge mûr est devenu stérile chez les médecins, en comparaison de la fécondité des jeunes années. A mesure qu'on naît à la science moderne, on songe et l'on réussit à la faire marcher. Ceux qui ont voulu produire encore au milieu ou sur la fin de leur carrière, n'ont plus enfanté que des œuvres surannées et débiles. Quelle différence d'avec les travaux des maîtres hippocratiques, travaux qui couronnaient une illustre et pleine vie, dont les commencements s'étaient écoulés dans la méditation des œuvres passées et dans l'observation persévérante de la nature malade! L'élève aujourd'hui est si bien tenu pour l'égal du maître, que souvent celui-ci lui confie l'accomplissement de longs écrits, de livres volumineux, se bornant à les revoir à peine et à les appuyer de l'autorité de son nom. Se figure-t-on Sydenham, Bordeu, Rivière, Boerhaave ou Stoll signant le travail d'un jeune disciple, que dis-je, l'admettant même en une obscure et faible collaboration? Croit-on, s'il en eût été ainsi, que leurs œuvres auraient ce cachet personnel et intime qui les distingue? Voyez encore les pages de nos nombreux journaux : ne sont-elles pas souvent remplies d'observations jetées au monde des médecins, quoique dues à la plume hâtive d'adeptes à peine introduits dans le sanctuaire? Prendre une observation, suivant l'expression consacrée et si juste dans la médecine moderne, n'est-il pas devenu une triviale banalité à la portée de tous; la publier, le besoin de chacun? Et pourtant la science de l'homme malade et l'art de guérir exigent certainement les plus exercées et les plus diverses facultés, une expérience consommée, un jugement affermi par la longue contemplation des choses animées et vivantes, des actes et des soulèvements de la vitalité humaine offensée par les conditions extérieures, ou luttant contre les développements des germes intérieurs de mal, innés ou acquis.

J'ai hâte de revenir à l'idée fixe de cette étude, malgré ma confiance que ce qui précède n'y est pas étranger. Toutefois les bornes de ce travail ne me permettront plus guère qu'un seul point de comparaison, celui qui a directement trait à l'art de guérir et à la certitude dont il est, d'une et d'autre part, susceptible. Par quelles voies le génie antique conduit-il au traitement des maladies, et à quel traitement? Comment l'idée moderne arrive-t-elle à déterminer une thérapeutique en harmonie avec elle? Questions capitales, fin suprême, but auquel se doit subordonner toute chose en médecine. Je voudrais pouvoir entrer ici dans les développements que ce sujet comporte et mérite; mais ce serait œuvre de longue haleine. Je serai, au contraire, obligé de l'exposer plus en raccourci que les points antécédents; on verra cependant combien le génie antique et le labeur moderne sont, sur ce terrain de l'art, plus que jamais entraînés en des extrémités opposées.

Une seule chose pourrait jeter quelque confusion en cette matière : prenant toujours le génie antique et le labeur moderne abstractivement, fidèles à eux-mêmes, le premier sans égarement, le second comme ne désavouant aucun de ses principes, ni aucune conséquence, et surtout n'acceptant pratiquement rien de ce qu'il devrait logiquement rejeter, on pourra me taxer à la légère d'affirmations exagérées. J'essaierai donc d'user de quelques ménagements, et surtout de n'avancer que ce qui, communément, se vérifie et doit frapper les yeux non prévenus. Il est d'heureuses inconséquences, sans doute, qui, au lieu du mal où l'on devrait aboutir, conduisent au bien que l'on repoussait ; il est certain, néanmoins, que nourri d'erreur, on ne peut largement rendre le vrai.

Le génie antique a créé l'art de guérir au spectacle et à l'imitation de la nature. Sa première parole, comme son premier dogme, a été : *Natura morborum medicatrix.* On peut le dire hardiment, si la plupart des maux qui nous affligent ne guéris-

saient par la seule force de la nature, jamais il ne fût venu à l'esprit des hommes que guérir d'un mal était possible. En effet, c'eût
été la plus immense impossibilité. L'art de guérir naquit donc de
la connaissance des forces naturelles médicatrices, dont Hippocrate sut si merveilleusement étudier les lois, pénétrer les ressources, discerner la tendance plus ou moins sûre et rapide vers le
bien ou les égarements funestes.

Or, ce fut là une philosophique et féconde origine : elle dési-
signait comme condition fondamentale de la science et de l'art
l'activité de l'économie humaine, les incessantes réactions de cette
économie sous toutes les influences environnantes, et le mode
spécial de ces réactions suivant les diverses individualités. L'histoire naturelle des maladies fut tout entière envisagée à ce point
de vue, et les premiers jugements thérapeutiques en furent dé-
duits. Pénétrés de ces dogmes, les médecins antiques environ-
nèrent la sainte nature de respect, je dirai presque d'amour. Les
observations successives des temps dévoilèrent bientôt les moyens
divers qu'elle emploie pour guérir, ses ressources presque infinies,
les actes inattendus qu'elle suscite dans le cours des maladies
pour vaincre ou détourner le mal. On pénétra les liaisons qui unissent ces actes variés aux maladies, qui font que les uns se présentent dans telle forme morbide et les autres dans telle autre
forme; on distingua les signes qui les annoncent, les périodes du
mal où elles surviennent, les conditions individuelles et particulières qui les appellent ou s'y opposent, les conditions extérieures
et de régime qui les favorisent; on discerna enfin le nuisible et
l'utile, distinction qui est déjà le travail d'un vrai clinicien. Mais
la force médicatrice n'est pas toujours victorieuse : elle succombe
souvent, ou après une résistance marquée, ou terrassée même au
début et sans lutte apparente. Quelquefois, alors que le succès
paraît assuré, une défaite inattendue survient et étonne; parfois,
les moyens par lesquels la nature arrive d'ordinaire au bien deviennent dangereux, et, loin de guérir, sont funestes, par suite

des circonstances dans lesquelles ils se produisent. Ce furent là
aussi de graves enseignements ; on rechercha les signes qui pré-
sageaient de pareilles issues du mal, on étudia les conditions générales et particulières qui les amenaient, celles qui les retar-
daient, celles enfin qui avaient pouvoir à les éloigner. L'étude des
événements heureux servit ainsi à prévenir et à combattre les
menaces et les périls imminents ou lointains. L'art de guérir fut
de cette sorte invinciblement uni dans l'œuvre antique à l'observation des maladies, considérées sous les divers points, causes,
symptômes, marche, signes pronostiques, mouvements critiques.

A mesure qu'ils observaient et pénétraient mieux le sens cura-
teur des actes de la nature, les médecins arrivèrent peu à peu à
les imiter. Ils recherchèrent par quels moyens on pouvait artifi-
ciellement susciter ces phénomènes qu'ils avaient vu spontané-
ment survenir, et salutaires en d'autres circonstances. Ils com-
parèrent les circonstances, et arrivèrent ainsi à déterminer l'utile
besoin de tel acte organique, de telle réaction, de telle perte ou
évacuation de matières nuisibles. La science des indications thérapeutiques commençait : travail long et qui demandait, pour être
édifié, les qualités de l'esprit à la fois les plus énergiques et les
plus délicates ; jugement des choses sûr et pénétrant, prudent et
hardi, prompt et mesuré, sachant affirmer comme douter, ne re-
cherchant pas une exactitude rigoureuse et trop absolue, étrangère au sujet, voulant pourtant une certitude suffisante, résultat
de considérations complexes, mobiles et variées.

A cette science des indications répondirent bientôt les moyens
de les remplir, et elle était, à mon sens, une entreprise de bien
plus haute portée que la découverte de ces derniers. Une sorte
d'intuition, des recherches expérimentales sagement conduites,
autorisées d'ailleurs, puisqu'elles se rapportaient à une imitation
primitivement très fidèle de la nature, amenèrent les premiers et
faibles essais d'action thérapeutique. Imparfaits d'abord et se per-
fectionnant lentement, les moyens cependant s'ajoutèrent les uns

aux autres, et, bientôt réunis, ils formèrent un corps à part, et composèrent une partie de la science médicale. On comprend que ce grand travail ne s'exécuta pas visiblement dans cet ordre simple et logique; il fut l'œuvre du temps et des générations, s'entremêla de beaucoup d'égarements, sans doute, de tentations incohérentes et abandonnées. Mais à ne considérer que la filiation suprême des idées et des choses, dégagée des incidents qui tiennent à la faiblesse humaine, notre plus constante compagne, l'art de guérir fut aussi philosophiquement créé par le génie antique, que la plus méthodique exposition le pourrait faire concevoir; la rigueur même de cette exposition serait au-dessous de celle de la réalité. Il y a plus, c'est ainsi que l'art de guérir se doit créer aujourd'hui encore dans l'intelligence de chaque médecin, par un travail caché, rapide, échappant par cela même à la conscience de celui qui l'accomplit, mais non moins réel. S'il en était autrement, si celui qui veut devenir praticien ne concevait pas son art de même façon que son art est né, c'est-à-dire fondé d'abord sur l'observation de la nature et de ses forces, sur celle de ses procédés curateurs, de ses instincts et de ses besoins, sur l'imitation thérapeutique et les créations spontanées qui en proviennent, celui-là ne mériterait pas le nom de médecin; sans guide et sans appui véritable, il ne serait qu'un dangereux empirique. Seulement, les premiers mots que de nos jours entend le jeune adepte de l'art lui révèlent en quelques instants des merveilles laborieusement conquises; quelques pas mesurent pour lui l'espace parcouru par des siècles. Sa seule œuvre est de comprendre par le travail intérieur de la pensée, par l'observation vraie de la nature, le génie des travaux accomplis et des enseignements légués.

Si maintenant nous jetions un coup d'œil sur ce que, au temps d'Hippocrate, avaient déjà enfanté de prodiges ces notions de la nature médicatrice si simples dans leur fécondité, nous ne saurions trop admirer. Sans parler, en effet, de ces histoires de maladies si puissamment rendues, de ces préceptes sur les mouvements de la nature, dont la bienfaisance, les dangers, le but étaient tour à tour si sûrement pénétrés ; sans parler enfin de ces dogmes thérapeutiques, de ces indications si largement et pratiquement retracées, toutes choses intimement liées à la grande loi des forces médicatrices, que l'on contemple toutes les ressources, toutes les médications énergiques dont disposait Hippocrate : la science du régime, les diverses émissions sanguines, les évacuants, l'ouverture des abcès, les applications topiques, les pratiques révulsives et autres moyens d'action dictés par la voix même de la nature. Tous, en effet, ont leur légitime origine dans les actes spontanés des évolutions morbides, et si évidente, que je n'ai nul besoin d'y insister. La suite des temps et des grands hommes ajouta peu à peu au nombre de ces agents médicateurs, toujours dans le cercle des agents que l'on pourrait dire destinés à remplir des fonctions naturelles, puisque ces mêmes fonctions sont quelquefois remplies par la nature elle seule. Ces agents devinrent à la fin si nombreux, que, pour satisfaire à une indication, il y avait profusion de moyens. Plût à Dieu que toujours la science des indications eût grandi en proportion !

Mais l'art antique sut bientôt agrandir encore sa sphère d'action : il s'empara de notions vulgaires sur les propriétés curatives de certaines substances, notions communément pressenties, sans être réglées. Dès lors, on ne chercha pas seulement à guérir en imitant les efforts de la nature, mais en opposant directement au mal ou à ses effets les vertus soupçonnées ou reconnues de telle ou telle préparation simple ou composée. On comprit que le monde entier avait été livré à l'homme pour qu'il y poursuivît les recherches de ce qui lui pouvait servir, comme aliment ou comme remède à ses maux. Mais un dangereux écueil se présentait ici : devait-on aveuglément expérimenter toutes les matières présumées contenir une vertu médicatrice, les expérimenter successivement contre la foule des maux divers ? Le moindre des inconvénients de ce faire n'était-il pas de créer une inextricable confusion.

dont ne pourrait sortir ni connaissance claire, ni utilité pratique?
Fallait-il, en outre, livrer ainsi la vie des hommes aux hasards
des essais? Cela surtout n'était-il pas en opposition directe avec
les nobles principes de la science antique, le culte de la nature,
l'ardeur à pénétrer le sens de ses actes, la fin de ses mouvements?
Le génie antique jugea dans toute son étendue le danger de ces
témérités expérimentales; il comprit combien elles détournaient
le médecin de la véritable observation, des saines doctrines, de
l'art de guérir lui-même. Aussi la pensée dominante des grands
hippocratistes fut-elle de ne jamais troubler les actes de la nature
par une action douteuse et sans bases, de ne tenter l'administration de substances actives ou bénignes qu'autant d'abord que cette
administration ne pouvait amener aucune perturbation de mouvements salutaires, et qu'ensuite elle était plus ou moins solidement motivée. Mais où prendre ces premières données? Les observateurs antiques les rencontrèrent autour d'eux : les traditions
populaires, un hasard saisi et pénétré, l'étude instinctive des
plantes et de la matière, furent l'origine de connaissances infimes
d'abord, puis peu à peu étendues et affermies. Que ne sut déro-
ber le génie des anciens à ces sources obscures, et d'où devaient
jaillir tant de bienfaisantes richesses! Que de grossières traditions
cachant des réalités! Parfois, que ne livre pas à une intelligence
adonnée à lire dans les mystères de la nature tel fait ou accident
fortuit, gros souvent d'une vérité précieuse, mais qui demeure
pour le passant lettre fermée et sans signification! Et de même
que ne trouvent pas ces vues intuitives et de divination, qui, sans
clarté positive, savent pourtant préjuger les propriétés cachées
des choses, s'en faire une idée préconçue, que l'étude et une sage
expérimentation confirment ensuite. Là donc puisa primitivement
le génie antique. Dès qu'il eut gagné quelques notions certaines,
qu'il fut le maître de quelques médicaments à vertus bien définies, il s'en fit de nouveaux guides et plus assurés. La comparaison entre les diverses substances lui révéla des similitudes et des

dissemblances de forme, de saveur et d'autres qualités visibles ;
il fut porté à admettre de pareilles relations entre les propriétés
médicamenteuses. Les progrès de la médecine et de l'art permi-
rent bientôt de déterminer certains états généraux de l'économie,
desquels furent rapprochées certaines propriétés générales des
substances ou actions médicinales. Ces états constituèrent les
indications, et les vertus thérapeutiques correspondantes servirent
à classer les substances qui les possédaient. Une sorte de matière
médicale fut ainsi créée.

Dans cette voie, on arriva par degrés à la notion de médicaments dits spécifiques, ayant la propriété de combattre et de
vaincre par une action directe et spéciale une maladie supposée
spéciale aussi dans sa nature et dans sa cause. Ici la médication
ne repose plus exclusivement sur la force médicatrice de la nature,
sur l'étude des mouvements et des actes qu'elle suscite naturellement, et qu'il faut ou soutenir, ou modérer, ou arrêter dans leur
direction ; la médication ne se poursuit pas à l'imitation de cette
même nature, ni par l'apaisement des évolutions morbides, ni
par de salutaires modifications ou ébranlements imprimés aux
réactions vitales dangereuses; mais elle s'opère sous l'action
directe d'un médicament opposé par sa vertu intime et mystérieuse au principe plus mystérieux encore d'un mal présumé à part
dans son essence, spécifique, en un mot. On comprend dès lors
comment cette médication passe, en général, par-dessus toutes les
autres indications devenues secondaires, et doit être fatidiquement
appliquée, quelles que soient presque les conditions particulières de
la maladie et du malade. Sans nier ces médications et les faits pathologiques qui les appelaient, le génie antique sut pourtant se mettre
en garde contre leur généralisation. Il regarda celle-ci comme fu-
neste à l'art et contraire aux enseignements ordinaires de la nature.
Il ne proposa jamais pour but principal aux médecins la recherche
de ces remèdes, et l'histoire nous montre, en effet, qu'aucune des
grandes découvertes de ces agents n'est due à de véritables clini-

ciens, à d'illustres noms en l'art de guérir. Mais si le génie antique laissa le plus souvent l'initiative et la passion de ces recherches à d'autres que ceux qu'il inspirait, il sut, parmi les mille découvertes proclamées et destinées à s'éteindre pour la plupart en un juste oubli, il sut, dis-je, découvrir une seconde fois ce qui portait en soi quelque utilité et le faire vivre. Nul que lui, en effet, ne réussit à fixer d'une manière certaine les propriétés réelles des agents thérapeutiques ; nul que lui surtout ne détermina avec précision les véritables indications qui leur correspondaient. Et c'était là l'œuvre grande, médicale, digne d'un observateur philosophe. On voit donc que le génie antique garda la noble part. Ceux mêmes qui s'adonnent, avec ou sans succès, à la poursuite sans frein des spécifiques et des panacées, peuvent bien rarement aspirer à la gloire d'une découverte utile ; car la découverte réelle leur échappe pour être rapportée à celui qui sait la voir et la régler. La gloire médicale est-elle pour les tribus Indiennes qui usaient du quinquina, et pour les Jésuites qui l'apportèrent ? N'est-elle pas pour les médecins qui surent si admirablement en pénétrer les vertus, en fixer les indications si délicates et si variées ? Au reste, les annales de la médecine prouvent que les plus héroïques remèdes n'appartiennent, pour ainsi dire, à personne, et souvent moins à celui qui les signale en premier lieu qu'à ceux qui suivent, et en font vraiment une conquête de l'art. Combien rares, d'ailleurs, sont, même après tant de siècles, les remèdes que l'on peut appeler spécifiques ! Que de temps il faut, en outre, pour établir quelque chose de certain, en fait de propriétés médicales, prétendues nouvelles et spécifiques !

Aussi ces diverses conditions, l'éloignement raisonné du génie antique pour des travaux qui, au lieu de conduire à la science, comme il le semblerait à un examen superficiel, en détournent au contraire, cette lenteur nécessaire de reconnaissance et de constatation du vrai, donnent une physionomie particulière à la marche de la science et de l'art hippocratiques. Tout y va lentement, et le génie n'y marche que soutenu par l'expérience ; l'esprit de perfectionnement y est assujetti à des hésitations , à des tâtonnements incessants. Les questions les plus claires en apparence arrivent toujours à se compliquer d'éléments inattendus : réforme des erreurs, introduction de vérités nouvelles, de modifications pratiques, sont toujours l'œuvre patiente du temps ; des générations entières s'y consument. Il est bon, d'ailleurs, qu'il en soit ainsi, et ce qui est logique dans la science est utile dans la pratique. Que serait un médecin qui accepterait les merveilles et essaierait toutes les nouveautés que les vents de l'opinion ou de la publicité lui apportent? La crédulité est le signe d'un médecin qui méconnaît le génie de son art ; une sévérité forte et assise est indispensable et naturelle à qui sait et pratique sérieusement.

Le génie antique, étudiant toujours les agents thérapeutiques en contact avec la nature réagissante, perçut bientôt une loi fondamentale : c'est que l'action d'un médicament est aussi mobile, infidèle, variée, que le sont les circonstances particulières dans lesquelles on l'administre, que l'est la sensibilité innée ou acquise, fixe ou momentanée, de l'organisme qui le reçoit ; que le sont les climats, les pays, les saisons, les constitutions régnantes, et tant d'autres causes d'une impossible énumération. Non-seulement tout remède peut produire des effets variés, mais même des effets absolument opposés à ceux qu'il produit habituellement ou en d'autres cas. Des deux points, en effet, qui composent une action thérapeutique, le médicament d'un côté, l'organisme malade de l'autre, le premier seul est constant ; le second est variable presque à l'infini. Jamais deux organismes ne sont absolument comparables, alors même qu'ils semblent affectés l'un et l'autre d'une identique maladie, et que les autres conditions sont aussi pareilles que possible. De là l'hippocratique précepte de toujours considérer, avant d'appliquer une médication, les qualités spéciales de l'individu, de chercher à pénétrer son mode de vitalité, de réaction organique, de sensibilité propre ; quand il s'agit de remèdes dont l'action est

plus particulièrement sujette à varier, de ne les donner d'abord
que comme en tàtonnant; de les essayer, pour ainsi dire, avant
de les livrer avec confiance. Faire d'emblée et sùrement ces opérations délicates est le propre du clinicien exercé, possédant l'esprit de son art, ayant formé son instinct à l'étude difficile des
mouvements de la nature et de ses manifestations incessamment
nouvelles.

Ces restrictions ne sont pas les seules que le génie antique
apporta dans ses déterminations thérapeutiques. La science des
indications, savamment déduite de l'étude des maladies, lui mon-
tra bientòt que la médecine ne vit que d'exceptions, de considérations particulières. Combien, en effet, varient dans leurs caractères réels, sinon apparents, les causes, la marche, les symptômes
des maladies. Que l'on réfléchisse à tout ce qu'emporte en lui, de
variable et de mobile à dépasser notre conception, ce seul mot de
cause, raison majeure et entraînante de la maladie. Que l'on se
reporte seulement à ce que nous avons dit sur les causes, vers le
commencement de ce travail, quoique nous soyons resté bien en
arrière du vrai, lequel comprend en cette matière tout ce qui est
possible. Or, cette indéfinie mobilité des causes se reflète dans les
indications thérapeutiques, et, par suite, dans le traitement
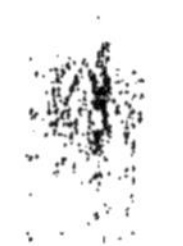
qu'elles réclament. Aussi la science thérapeutique des anciens
conduit-elle plutòt à traiter un malade, ou les maladies d'une
saison et les épidémiques, qu'à poser les règles positives et fixes
du traitement d'une entité morbide, prise en son ensemble et
abstractivement. C'est pourquoi les anciens se complaisent de
préférence à retracer les histoires individuelles des malades, ou
celles des épidémies, des constitutions de saisons et d'années, et
non à composer des traités généraux comprenant l'histoire complète et didactique des maladies diverses. Les plus grands hippocratistes n'ont pas laissé d'autres œuvres; ils pensaient ainsi rester plus fidèles à la nature, et servir plus directement à l'instruction
des médecins, en leur montrant la voie qui devait les mener à de

pareilles créations. Ces mêmes motifs impriment une physionomie toute spéciale aux travaux des auteurs rangés sous les doctrines de l'antiquité, alors qu'ils entreprennent l'étude générale
d'une maladie, ou d'une classe de maladies, qu'ils ont en vue,
non un malade, ni une série de malades enfermés sous une cause
unique, puissante et dominatrice ; mais tout un ensemble de
malades placés sous des conditions différentes de temps, de pays,
de saison, de constitution régnante, de tempérament, d'âge, d'habitudes, de qualités natives ou acquises, réunis seulement par le
lien commun d'une même forme morbide nettement dessinée dans
ses caractères symptomatiques. Cette physionomie que la description des maladies laisse déjà apparaître, comme nous l'avons dit
plus haut, se révèle entièrement dans l'étude du traitement qui
convient à chacune de ces maladies. Jamais, en effet, dans les
œuvres de ces médecins on ne rencontre une formule absolue
de traitement. A côté du précepte motivé qui défend telle
médication se trouve presque toujours la condition qui l'autorise
et l'appelle ; en face de l'indication générale du traitement
ordinaire se rangent des contre-indications qui le repoussent
et en exigent une autre. Puis succède l'énumération de tous les
moyens qui, en cas divers, ont été employés dans cette même
affection, de toutes les ressources mises en œuvre, s'entre-choquant
souvent l'une l'autre en d'apparentes contrariétés ; en sorte qu'au
premier abord un esprit superficiel pourrait prendre ce manque
de préceptes absolus pour un défaut de précision, cette attention
portée sur chaque chose pour de la confusion, les déductions multipliées et diverses pour des contradictions malheureuses ; il accu-
serait une pareille exposition thérapeutique de tout permettre et
de tout défendre, de n'éclairer positivement sur rien. L'esprit
médical antique, au contraire, la considère comme seule complète, seule vraie, seule appliquée à la nature vivante poursuivie
successivement dans ses manifestations changeantes, répondant
seule à ses demandes pareillement changeantes, à ses besoins

réels et si souvent imprévus. Borsieri est certainement un modèle
en ce genre de médecine : la partie de l'étude d'une maladie qu'il
intitule *curatio* est comme une nouvelle histoire de la maladie
elle-même, reprise à ses débuts, suivie dans chacune de ses phases,
appréciée dans sa marche, dans ses tendances, dans ses terminai-
sons, dans ses variations ; et toutes les modifications du mal ont
leur modification analogue de traitement. L'élasticité des faits
morbides et des réactions vitales engendre une élasticité correspondante de règles et de préceptes, assouplit les jugements absolus portés d'abord, les trop rigoureuses assertions. Le médecin
devient ainsi l'écho infiniment délicat des plus faibles voix de la
nature souffrante, et sachant les entendre, il peut leur répondre.
Peu importe à Borsieri les répétitions où l'entraîne son attache-
ment aux moindres choses, s'il pense que quelque résultat utile
doit en sortir ; il veut surtout enseigner l'art de guérir, et il ne
craint pas de reprendre tous les détails d'une description morbide, pour les faire converger vers cette fin. Méthode perdue
aujourd'hui, où l'on enseigne volontiers la science plutôt que
l'art.

De cet ordre de considérations, de l'interprétation hippocratique de la maladie et de la nature, découle le caractère particulier de la certitude antique. Cette certitude n'est jamais dogmatique, absolue ; elle n'offre pas la précision scientifique qui appartient à celle des sciences naturelles. La certitude médicale cher-
chée par les anciens est toute contingente et relative. Elle s'adresse
moins à la science et à l'histoire des maladies dont les variations
incessantes sont acceptées comme un dogme, qu'à la pratique
journalière de l'art, qu'à l'application thérapeutique individuelle.
Les aphorismes les plus fidèlement conçus sur l'homme malade, les
préceptes les plus généraux souffrent tous des exceptions ; les mêmes
symptômes ne signifient pas toujours mêmes choses ; les mêmes
causes n'entraînent pas toujours mêmes effets ; les mêmes médicaments administrés en circonstances aussi identiques que possible,

n'amènent pas des résultats semblables et constants; tout varie, en un mot, rien n'est absolu ni certain dans la science de l'homme malade, et cela seul est absolument vrai. Mais la scène change pour le génie antique, au lit de nos souffrances. S'il n'affirme rien de la maladie, en général, il affirme sur le malade individuellement étudié. La grande science des indications assure sa vue et lui permet de décider certainement, soit qu'il agisse, soit qu'il s'abstienne. Plus donc le médecin aura pénétré avant dans la connaissance des indications, et plus souvent et plus sûrement il pourra affirmer; plus souvent aussi il saura se maintenir dans une sage incertitude, dans un doute savant : car il n'est pas permis, même aux plus pénétrants, de toujours dévoiler les profondeurs de la nature réagissante. Une conséquence directe de cette sorte de certitude est d'être toute personnelle, et en raison de la sûreté d'esprit et de jugement, et de l'étendue des connaissances de chacun. Le médecin maître dans son art, puisant ses décisions aux sources pures, jugeant des actes en appréciant les causes, la tendance et le but, saura distinguer et n'hésitera pas là où le disciple et le faible ne verront que confusions et obscurités. Enfin, le plus haut cachet de ces convictions qui s'acquièrent sur le malade luimême, c'est d'être sincères et de satisfaire pleinement l'esprit du praticien. Et, en effet, les médecins hippocratiques furent véritablement croyants en leur art. Par cela qu'ils ne recherchaient pas une certitude incompatible avec leurs doctrines, immuable, embrassant et dominant une science immobile, ils surent atteindre à cette certitude suffisante, résultat de l'étude individuelle de l'homme souffrant, étude rendue sûre et féconde par les lois d'une saine philosophie, et par l'observation assidue des mouvements et réactions vitales. Nos pères méditaient longtemps sur la nature, et inspirés par elle, ils furent plus artistes que possesseurs d'une science exacte et méthodique. Ils conservèrent ce caractère à travers les temps et les accroissements de leurs connaissances. Aussi, dans la pratique de l'art, ne cherchaient-ils pas autre certitude

que ce contentement intime propre aux artistes, alors qu'ils ont
réalisé une œuvre en rapport avec les règles éternelles du beau.
Et de même que cette joie sereine de l'artiste est plus ou moins
instinctive, ou pleinement éclairée par la méditation des principes
suprêmes de l'art, de même, dans ses décisions thérapeutiques,
qui sont son œuvre d'artiste, le médecin peut obéir à un heureux
instinct qui le conduit au vrai, ou à des convictions assises sur
l'étude sérieusement poursuivie de l'histoire des maladies et des
lois naturelles. Ces convictions assurent l'instinct le plus inspiré
au milieu de toutes les vicissitudes qui l'assiégent et le troublent
souvent. C'est pourquoi il y a divers ordres de grands médecins,
les uns qui le sont en naissant, pour ainsi dire, et par un bienfait
des dieux; les autres qui le deviennent par la plus constante application à la recherche des pures doctrines, à l'observation sans
relâche de la nature humaine. Et cela, nous le voyons tous les jours,
à divers degrés; nous connaissons tous des médecins n'ayant pour
eux que ce que l'on appelait coup d'œil médical; d'autres acquièrent
lentement et souvent par un travail opiniâtre un jugement plus ou
moins sain des besoins morbides. Il y a même à cet égard une remarque à faire, et particulière à notre temps : c'est que le médecin qui a pour lui l'inspiration, mais qui manque de la science
voulue, suivra, sans qu'il en ait conscience, les traditions antiques;
mais le médecin exclusivement nourri par le labeur moderne sera
presque invinciblement rebelle au génie de ces traditions, et d'autant plus que sa supériorité sera plus grande dans la science nouvelle. Loin d'être conduit par ce qu'il sait, du côté où mène déjà
l'inspiration naturelle, et de dépasser celle-ci, il tendra à s'en
éloigner chaque jour davantage. Opposition inattendue et bien
contraire à l'harmonie qui unissait jadis en médecine l'instinct et
la science, comme elle les unit encore dans tous les autres arts.

En résumé, le scepticisme fut inconnu parmi les médecins de
l'antiquité. Ce mal nouveau ne les tourmenta pas, et ne s'attacha
pas à la dégradation de leurs œuvres et de leur vie : ils en furent

préservés par la philosophie de causalité, sous laquelle ils constituèrent leur science et leur art, et en établirent la logique et la certitude spéciales ; science et logique, art et certitude en union profonde, en invincible et mutuelle pénétration.

Tournons-nous maintenant vers le labeur moderne, et demandons-lui les caractères de l'art thérapeutique qu'il tend à créer. La réponse sera toujours dans le fait fondamental posé comme base de tout son édifice : la maladie est une lésion des organes, un dérangement des fonctions organiques ; là est la science, et celle-ci doit conduire à l'art. Or, la lésion des solides, l'altération des liquides, les troubles fonctionnels, pour si reculées que soient les limites de l'analyse à laquelle les uns et les autres auront été soumis, quel mode d'action livreront-ils au médecin, quels moyens curateurs sauront-ils fournir? Que l'on y réfléchisse, et l'on sera surpris de la pauvreté des enseignements qui découlent de ces sources prétendues si abondantes ; à part quelques inductions mécaniques, l'indication de certaines réactions chimiques, les pratiques enfin enfantées par de grossières hypothèses, les lésions pures laissent le clinicien dans une indigence absolue. Ce qu'elles fournissent serait encore amoindri, si le labeur moderne avait débuté nu, sans richesses acquises par un passé, dénigré néanmoins par le présent ingrat. Rien ne sort directement, comme art, de l'étude des lésions. L'immense catalogue des signes physiques, des phénomènes, des analyses, édifié suivant la pensée moderne, reste muet si on l'interroge thérapeutiquement. Et en effet, que déduire, comme action, d'une contemplation toute passive et phénoménale, comme celle d'une lésion? Un phénomène n'a en soi aucune valeur, il n'offre une signification qu'autant qu'on atteint à son mode de production, à l'explication qui dévoile les secrets de son mode d'être, ou qu'on le rattache à la cause ou force qui le produit. Or, arriver au mode de production d'une lésion, c'est d'analyse en analyse tomber dans ces hypothèses que j'appelais grossières à l'instant, et qui veulent que la matière soit douée de propriétés, et que le dérangement de ces propriétés amène les altérations organiques. Ces hypothèses, en effet, ont, sous diverses formes, bien souvent reparu dans notre science ; promulguées de nouveau, elles dominaient encore il y a trente ans, et avaient engendré une thérapeutique facile et exclusive, appropriée à leur essence. Mais elles se brisèrent bientôt, et presque dans les mains de leur créateur, et dès lors tomba en lambeaux la livrée dont elles avaient revêtu l'art travesti de gué-rir. Aussi l'idée moderne abandonna-t-elle promptement cette ambition malheureuse de pénétrer l'impénétrable *comment* des maladies et des lésions. On se borna à pousser aussi avant que possible l'étude passive et directe des altérations, et en même temps celle des signes révélateurs de ces dernières. Quant à éclai-rer le principe des choses, à donner la raison des faits, on ne sembla plus s'en préoccuper, paraissant tenir cela pour superflu. De temps à autre, en passant, quand quelque raisonnement méca-nique ou chimique se pouvait mêler à l'œuvre poursuivie, on s'y arrêtait volontiers, sans se demander d'ailleurs si raisonner ainsi sur un point n'était pas se condamner à raisonner de même sur tous. Quant à rattacher la lésion à la force qui la produit, l'idée moderne ne le pouvait logiquement pas. C'était se renier, se perdre, disparaître ; c'était le retour à la philosophie, à la méde-cine antique ; c'était s'obliger, devant une logique un peu sévère, à reprendre un à un tous les dogmes hippocratiques, et à ren-verser l'édifice récent de l'histoire des maladies, la science nou-velle de l'homme malade. Le labeur moderne ne le pouvait donc pas sans abdiquer ; d'ailleurs, il n'en avait pas la puissance : il était sous l'empire d'autres principes, et façonné à d'autres habi-tudes, à une autre logique, à une autre inspiration. Il ne compre-nait plus le passé, et était devenu pleinement incapable de recevoir ses enseignements, surtout ceux qui avaient trait à l'art, les plus élevés de l'héritage antique. Sur quelles bases donc asseoir l'art nouveau ? Comment juger la valeur véritable des innombrables

agents employés à guérir par les phalanges éteintes de la médecine
passée? Comment ajouter encore de nouvelles conquêtes aux conquêtes acquises? Par quoi remplacer la science traditionnelle des
indications, cet effort et but suprême de la science hippocratique?
Comment enfin passer de la connaissance moderne de la maladie
au traitement qui convient, et décider au lit du malade la médication à appliquer? La contemplation et l'étude de la lésion ne
pouvant que rarement fournir une solution directe, on chercha à
résoudre indirectement un problème qui n'avait pas d'égal aux
yeux des hommes. C'est ainsi qu'appelée par la force des choses,
naquit l'application de la méthode numérique au traitement des
maladies. De même que le génie de l'art antique fut dans son
essence une suite fidèle de la science, de l'interprétation et du
culte de la nature, de même la méthode thérapeutique nouvelle
sortit des transformations imposées à l'étude de l'homme malade
par la pensée moderne, et fut en liaison intime avec les principes
inaugurés de l'organicisme. Dès lors, en effet, que la lésion don-
nait le caractère essentiel d'une maladie, formait l'espèce morbide,
il devenait possible de constituer des unités pathologiques comparables entre elles, et ces unités se trouvaient être les éléments
naturels de statistiques conçues suivant l'esprit et les règles des
sciences dites exactes, lesquelles étaient le nouveau modèle scientifique des médecins. Une même lésion produit effectivement toujours même affection, et les conditions de saison, de pays et
autres ne peuvent en changer la nature. Les modifications individuelles furent regardées comme secondaires et presque indiffé-
rentes ; l'entité morbide devenait aussi fixe que le fait matériel qui
la constituait. D'un autre côté, la lésion était impuissante à révéler seule le remède. Le moyen le plus sûr d'atteindre à cette révé-
lation était donc évidemment de soumettre successivement un
certain nombre de lésions identiques, soit de maladies semblables,
à tel ou tel traitement, de compter ensuite, de décider par là celui
qui avait le plus souvent réussi, de le proclamer bon entre tous

les autres, et en fixer l'emploi comme règle générale. La perfection de pareilles statistiques, ce serait qu'elles fussent établies dans des conditions exactement pareilles. Pour le génie antique, on sait que cette possibilité n'existe pas. Les éléments qui, suivant lui, donnent à une maladie ses caractères réels varient à l'infini, dans chaque contrée, dans chaque constitution de saison et d'année, pour chaque individu. Mais le labeur moderne, avec sa conception d'une maladie immobilisée dans son essence par une immobile lésion, a cru satisfaire à toutes les exigences en respectant quelques vulgaires conditions d'âge, de sexe, de tempérament. Et encore je lui fais large part en accordant qu'il a su tenir compte de ces premières différences. Elles seules rendraient inexécutable toute entreprise de statistique, et il n'en est pas, que je sache, qui les ait sérieusement respectées. Mais enfin les esprits difficiles ont fait quelques efforts et ont cru réussir à leur œuvre : ainsi a été expérimentée et jugée chacune des principales médications trouvées dans les anciens, ou inventées suivant les idées préconçues des systématiques modernes.

Dans cette sorte de science thérapeutique, que devient le rôle du praticien au lit même du malade? La recherche des indications sera-t-elle sa grande préoccupation? Son premier coup d'œil pourra-t-il saisir, à l'aspect d'ensemble d'un malade, une indication souvent majeure et vraiment hippocratique? Cherchera-t-il à pénétrer les causes, les rapports, la tendance, la nature, en un mot, de l'acte morbide qu'il a sous les yeux? Non, certainement; cette poursuite des indications ne peut être pour lui un fait primitif, essentiel, indépendant. La connaissance de la lésion doit dominer toute autre ; c'est cette connaissance donc qu'il faut d'abord acquérir. On étudie dans ce but le malade, on porte son investigation sur chacun des organes, les uns après les autres et dans un ordre régulier, pour qu'aucune altération n'échappe. Le médecin, familier avec toutes les ressources et les pratiques de la science moderne, détermine ainsi

avec une rigoureuse précision la nature et l'étendue des lésions supportées par le malade ; il établit ce que l'on a appelé le diagnostic
exact de la maladie, et, d'après ce diagnostic, donne à la maladie
le nom scientifique qu'elle doit porter. L'œuvre pratique est pour
ainsi dire achevée ; car si les travaux modernes ont fixé méthodiquement, statistiquement le traitement de cette maladie, il n'y
a plus qu'à l'appliquer. Si plusieurs traitements sont en présence,
également soutenus par des statistiques différentes, le savant
moderne s'adressera à la médication appuyée par les statistiques
qui lui paraîtront les mieux faites, les plus nombreuses, ou dont
l'auteur lui inspirera plus de confiance ou de sympathie ; ou encore
il choisira parmi ces médications rivales celle qui s'accorde le
mieux avec ses opinions préconçues, ou bien il expérimentera lui-
même pour déterminer la médication qu'il devra définitivement
préférer. Si un hôpital lui ouvre un vaste champ de science et
d'enseignement, il tiendra souvent à honneur de juger les opinions qui se partagent le monde médical, et il soumettra ses malades, les uns à telle thérapeutique, les autres à telle autre, et
pourra dire ensuite : celle-là m'a réussi le plus souvent, je l'adopte
et la conseille. Rarement, pour instituer un traitement, il croira
devoir céder à des considérations individuelles et particulières ; si
accidentellement il le fait, ce ne sera jamais que comme excep-
tion, sans conséquence suivie, en dehors, pour un cas singulier,
des prescriptions générales qui sont pour lui la règle.

Si l'on réfléchit à ces conditions mères de l'art moderne, il en
découle deux caractères en opposition avec ceux correspondants
de l'art antique : la fixité d'action des médicaments dans les mêmes
affections, et le désir de l'absolu dans la détermination du traitement des maladies.

La fixité d'action des médications est un dogme nécessaire ici :
elle est en rapport direct avec la fixité de la maladie essentialisée
par la lésion ; car le médicament ne combat plus une réaction
morbide, variable, et qui, par suite, puisse faire varier les effets

du remède. En outre, si cette mobilité de la thérapeutique exis-
tait, toute tentative de statistique serait vaine par cela seul ; la
base du travail serait mouvante et ne saurait supporter le poids
d'aucune construction.

En second lieu, le labeur moderne aspire à déterminer aussi
absolument que possible le traitement de chaque espèce morbide.
On cherche à le dégager de toute restriction, de telle sorte qu'on
le puisse appliquer sans crainte, suivant l'ordre voulu, dès qu'on
a sûrement diagnostiqué par la lésion, la maladie à laquelle il
doit être opposé. C'est ainsi que l'on est arrivé à donner ce que
l'on a appelé la formule d'un traitement. De cette façon, on a
presque abouti à supprimer le traitement du malade, pour y substituer le traitement de la maladie. C'est pourquoi tous les médecins, comme praticiens, tendent à se courber sous un même
niveau. Les uns et les autres sont thérapeutiquement égaux dès
qu'ils ont même habileté à poser un anatomique diagnostic. La
supériorité d'un médecin moderne sur les autres, si elle peut exis-
ter, ne saurait consister que dans une supériorité relative à la
rigueur avec laquelle il saura préciser dans ses moindres détails
une altération pathologique. Et cette prépondérance tend tous les
jours à s'effacer ; car elle tient, non à des facultés intellectuelles
plus élevées, à un jugement plus large et plus sûr, ce qui s'ac-
quiert difficilement toujours, et est même inaccessible au plus
grand nombre, mais au perfectionnement de l'éducation des sens,
à l'acquisition d'une méthode uniforme, à l'habitude d'un examen
régulier. Ces qualités se répandent de plus en plus parmi les
médecins adeptes de la science nouvelle, parce qu'elles appartiennent à tous ceux qui les veulent posséder. C'est par cette raison encore que le labeur moderne est fertile en livres d'anatomie
pathologique, de traités dogmatiques de pathologie, d'œuvres
générales de toutes sortes, presque toutes jetées dans un même
moule et se répétant à l'envi. On pourrait les appeler des œuvres
d'histoire naturelle et générale des maladies, au point de vue

organique, œuvre de prosecteur savant, mais non de praticiens. Combien elles diffèrent en cela des œuvres de l'antiquité, si profondément empreintes de l'étude particulière, actuelle et animée des malades d'un même temps, d'une même contrée, d'une même constitution médicale, de saison et d'année, ou stationnaire !

Cet absolu dans la formule et dans l'application des médications modernes n'en existe pas moins lorsque plusieurs traitements sont en présence et se disputent le médecin. Chaque médication, en effet, garde son indépendance et sa précision scientifique. Seulement, il y a un choix à faire, une opinion à adopter. Si l'on préfère garder un milieu entre des points extrêmes souvent, et de plusieurs formules de traitement en former une nouvelle, on ne va pas pour cela contre l'esprit thérapeutique de notre temps. On aura ajouté un traitement aux traitements proposés déjà ; mais une même précision sera le caractère de l'un comme des autres. L'art moderne, sous ce rapport encore, s'éloigne constamment et bien profondément de l'art antique. L'un repousse les hésitations, les restrictions ; ne sait pas admettre à la fois les pratiques diverses et même opposées, en les justifiant successivement ; aime, au contraire, l'enseignement des méthodes curatrices nettes, simples, précises, rigoureusement mises en regard des espèces morbides. L'autre ne saurait presque jamais indiquer vis-à-vis d'une maladie une médication décidée, impérativement et brièvement formulée ; pour une même affection, il rappellerait volontiers tous les remèdes de la matière médicale, et trouverait pour tous une indication qui les motive. Le premier soumet toujours le malade à la maladie, et le second la maladie au malade. Pour l'un, la thérapeutique devient la digne partie d'une science exacte ; pour le génie antique, la thérapeutique n'est guère qu'un ensemble de préceptes divers, unis entre eux par des rapports sans cesse mobiles et variables, presque indéfinis d'une manière générale, seulement définis dans les moments présents et sur l'individu lui-même.

L'idée moderne a également essayé de transformer la certitude propre à la médecine. Les caractères relatifs, personnels, fugitifs, incertains, de la certitude antique répugnaient étrangement à l'esprit exact, rigoureux, étroit, de la science nouvelle des maladies. Ces caractères heurtaient l'interprétation acceptée de la nature des choses. Dès lors que les opérations mathématiques prétendues régulières et scientifiques sont réputées propres à déterminer le traitement des maladies, les médecins n'ont plus qu'à fixer sûrement la nature de la maladie par la constatation formelle des lésions, pour appliquer le traitement convenable. On comprend avec quelle certitude ils peuvent accomplir ce travail. Il leur est aisé de dire avec la conscience calme : J'ai sûrement diagnostiqué telle affection; j'ai, sans hésitation, employé méthodiquement la médication reconnue la meilleure contre cette affection. Quel que soit alors le résultat, le malade a été traité selon les préceptes de la science, et je me sens sans reproches.

Le propre de cette certitude est de convenir spécialement à une maladie, mais de rester en dehors de l'individu malade, de n'avoir trait à lui qu'indirectement, qu'en tant que plongé et perdu dans la masse totale des malades atteints d'une même lésion, et s'appelant ainsi tous d'un même nom déduit de cette lésion commune. Encore ici, nous arrivons aux points opposés à ceux où conduit le génie antique, lequel ne donne de certitude véritable que sur l'individu affecté, mais se garde de jamais exclure le nouveau, l'accidentel, le possible, qui est la vie du praticien, en affirmant sur une règle générale qui n'existe pas, ni comme absolue, ni comme permanente.

Mais le labeur moderne n'a pu changer au gré de ses conceptions la réalité des choses. Malgré ses efforts à réunir les malades d'un même nom en une unité collective et similaire, ces derniers néanmoins tendent à briser un lien qui ne les associe que violemment et contre nature, et à se montrer avec leur physionomie individuelle, avec leurs besoins spéciaux, souvent différents et même **contraires** entre eux. Cette séparation du cas particulier est plus ou moins profonde, et frappe le praticien en proportion, ou même lui échappe parfois, alors qu'elle est faible et peu apparente. Quoi qu'il en soit, elle jette toujours un certain trouble dans une intelligence qui la refuse, et, involontairement et malgré lui, provoque au doute le médecin organicien. S'il n'agit pas en aveugle, il sent qu'il a une certitude générale, scientifique, applicable à la maladie, si l'on veut, mais que cette certitude reste bien souvent étrangère au malade isolé, au lieu de l'envelopper complétement. Il sait invinciblement qu'il n'y a pas de similitude absolue en médecine, il voit parfois qu'il y a évidente opposition entre malades de la même maladie. Dès lors, si le médecin moderne veut satisfaire à cette connaissance instinctive, il faut qu'il abandonne les notions qui le guident, sans posséder sûrement les autres, élevé même et façonné contre elles, et ne pouvant pas même invoquer avec conviction le bon sens, la rectitude naturelle d'un jugement qu'il s'est appliqué à dénaturer en lui. D'ailleurs cette intuition des besoins particuliers de l'individu malade est nécessairement grossière et confuse dans le praticien moderne qui la ressent; car elle repose communément sur des nuances, sur des distinctions peu tranchées, délicates, qui demandent, pour être perçues, une longue éducation, savamment dirigée vers ce but, et s'appuie rarement sur des phénomènes outrés, saillants, qui forcent l'observateur, et l'entraînent hors des voies préférées et conformes à ses opinions systématiques. Ainsi donc, si dans l'enseignement théorique, si dans les livres, règne aujourd'hui une forme de certitude absolue, analogue à celle des sciences physiques ; par contre, au lit du malade, en raison des différences et des demandes individuelles de la maladie, le clinicien éprouve toujours un malaise, un trouble involontaire. Revenant chaque jour, cette inquiétude pratique le conduira en thérapeutique, ou à l'indifférence et à l'endurcissement, ou à une sorte d'incertitude qu'il avouera, et dont il rejettera la faute non

sur lui, mais sur la science elle-même, sur la médecine que les
efforts et les travaux de ses contemporains n'ont pas encore
amenée à être une science parfaitement exacte, comme il serait
désirable qu'elle le fût. S'il a foi dans l'organicisme, il espérera
dans l'avenir, dans le progrès incessant qui doit suivre la série des
réformes commencées et poursuivies en ce siècle. Toutefois il y a
là une première cause bien propre à féconder les germes funestes
du scepticisme.

Signalons un autre ordre de causes, malheureusement alliées
aux précédentes et menant au même but. L'étude et la détermination de la maladie par la lésion ne pouvant conduire à l'indication directe du traitement, les statistiques ayant acquis une
grande autorité en cette matière, et le raisonnement en cette
question majeure se bornant à peu près à dire : J'ai guéri tant
de fois par ce remède, la science fut bientôt inondée de formules
de traitement, toutes appuyées par des chiffres, chacune préten-
dant mieux ou plus guérir que les autres. Ce fut une lutte de
moyennes en succès et en insuccès ; et au milieu de ces prétentions
contraires, la lutte dégénéra, souvent envenimée par des passions
personnelles ou par l'ardeur de convictions systématiques. C'est
ainsi que furent mutuellement attaquées, signalées comme désas-
treuses, les médications présentées par des hommes consciencieux
d'ailleurs, et soutenues sur des statistiques étendues, faites en
apparence dans de sages et honnêtes conditions. Ce n'est pas
tout : d'autres ont prétendu souvent juger ces controverses en
montrant que les traitements sur lesquels on discute, se valent à
peu près tous ; qu'appliqués impartialement, ils donnent part
égale en bien et en mal, et que le praticien peut presque indifféremment choisir ; et cette opinion est également fondée sur de
savantes recherches et des comptes nombreux. Ce n'est pas tout
encore : de nouveaux calculateurs en observations affirment enfin
que, dans les mêmes affections, ne rien faire est aussi profitable
qu'agir ; qu'aucune des médications proposées n'augmente le

chiffre des guérisons : que la destinée des malades est fatalement
marquée, et qu'il est tout aussi rationnel de la laisser poursuivre
son cours que d'essayer d'y mettre un obstacle impuissant : et cela
est encore prouvé par de longs travaux numériques. Que résoudre
en de pareils conflits? Que croire lorsque chaque assertion est
renversée par une assertion opposée, et que les promoteurs de
ces disputes, les faiseurs de ces renversements, sont des médecins
dont le nom fait autorité, illustré par d'importants travaux,
recommandable par la position et l'expérience acquises? N'y
a-t-il pas là une cause nouvelle et invincible de doute? Peut-on
échapper au scepticisme en pratique, alors que les affirmations
scientifiques s'entre-détruisent, et que même le doute est proclamé
comme un dogme? Comment pourra s'y soustraire le commun des
médecins, lorsque ceux qui aspirent à faire loi savent plus combattre et renverser qu'édifier, ou se déclarent indifférents au
milieu des ruines?

L'art de guérir a encore à supporter de bien autres combats que
ceux qui se livrent dans le champ même de la science. Ceux-là
conservent toujours un haut caractère, et la science n'en est pas
déshonorée, alors même qu'elle en est victime. Mais la médecine
a ce privilége ou ce malheur de voir veiller autour d'elle les sectes
passionnées et dégradantes de l'absurde et du mensonge. Elles ont
su profiter de nos dissensions intestines, les faire valoir en les
outrant, nous condamner les uns par les autres. Dénigrant ou
niant tous les efforts, toutes les conquêtes du labeur moderne,
elles n'ont montré que ses faiblesses et que ses fautes; elles ont
également traîné dans la boue les traditions de nos pères, puis
elles ont tenté de substituer au présent et au passé de la science
et de l'art les fantômes bizarres d'une imagination en délire. Et
comment s'essaya-t-on à faire prévaloir cette œuvre monstrueuse?
Toujours par l'emploi de la méthode nouvelle, de juger la valeur
des médications par ces statistiques qui ont remplacé le raisonnement, l'observation et jusqu'au bon sens. Pourquoi le mensonge

ne braverait-il pas tous les mépris, et même ne séduirait-il pas des médecins, alors que le sens médical a été profondément affaibli par l'éducation actuelle? Ne s'avance-t-il pas hardiment, défendu par ces armes qui sont aujourd'hui les armes par excellence des vérités de l'art? C'est par le nombre des succès prétendus que s'annonce dans la science la supériorité d'une médication; c'est par des succès bien autrement nombreux que voudra s'imposer un art frauduleux. Cette simulation scientifique, entourée d'ailleurs d'une mystérieuse phraséologie, et aspirant à révéler par le merveilleux l'impénétrable de la nature, trouve donc ouverte devant elle la voie proclamée scientifique par la médecine moderne; rien ne peut l'empêcher de s'y engager et d'y marcher dans les ténèbres, en acclamant la lumière. Elle devait y être d'autant mieux soutenue, que les fables et l'impossible, systématisés et appuyés sur des preuves dites positives, sur des additions de faits et d'expériences, ont par tous les temps exercé sur l'esprit des hommes un attrait singulier.

Ainsi, au dedans et au dehors de la science, le labeur moderne a introduit une logique, un genre de démonstration qui, exigeant la certitude propre aux sciences exactes, a conduit la médecine à l'affaiblissement des convictions cliniques, et doit l'entraîner au doute; car, il ne faut pas se le dissimuler, c'est là le mal qui nous gagne. En dehors des médecins pour lesquels l'art est une banalité sans angoisses, une coutume prise et irréfléchie d'agir suivant de triviales données, celui qui s'interroge, qui demande à sa science une détermination claire et portant en soi une raison suffisante, celui-là demeure souvent tristement irrésolu. L'étude des lésions, qui dévoile si bien une face du mal, n'apporte pas le remède. L'instinct médical lui-même reste muet, l'inspiration éteinte, car l'idée nouvelle va contre. L'art moderne est donc exposé à d'incessants ébranlements, auxquels, par sa nature, échappait le génie antique. C'était, en effet, sans de pareils dangers que se produisaient autrefois toutes les exagérations, toutes les opinions fausses, le mensonge lui-même. Car la médecine antique ne s'était pas constituée immuable, mais mobile ; rien n'était accepté absolument ni définitivement. Le traitement d'une maladie était toujours œuvre nouvelle. La thérapeutique découlait directement des indications, et celles-ci ne se jugeaient que présentes. L'observation, enfin, des lois, des mouvements, des tendances, des besoins de la nature vivante, demeurait toujours la base assurée de l'art, et laissait à chacun le travail de les découvrir et le soin d'y satisfaire. Mais ce serait entrer dans de trop inutiles répétitions que d'insister sur ces pensées.

Les caractères de l'art moderne, tels que nous venons de les tracer, sont généralement vrais. Ils inspirent la plupart des travaux thérapeutiques ; nos journaux, nos tribunes académiques en font foi tous les jours, et la lutte des statistiques s'est encore dernièrement engagée sur les traitements proposés contre la plus cruelle de nos maladies épidémiques. Et cependant l'art de guérir n'est pas encore perdu ; il trouve toujours des représentants, même dans les médecins élevés à l'idée moderne. Heureusement infidèles à leurs principes, ces praticiens ont su retrouver quelques débris du passé, et obéir aux échos lointains des vérités hippocratiques. Revenus au bon sens, à un commencement d'observation de la nature vivante, ils ont réussi en face du malade à oublier la science nouvelle des maladies, du moins dans ses principes trompeurs, et à traiter, non l'organe, mais l'économie réagissante ; non la maladie, mais le malade. Néanmoins, qu'il y a loin de cette raison affaiblie, de cette inspiration difficile et imparfaite à la raison supérieure, à l'inspiration soutenue, pleine, quoique maîtresse d'elle-même, que sauraient former la philosophie et l'enseignement antique.

Si nous voulions résumer ici tout ce long parallèle, toutes les oppositions que nous avons successivement signalées entre le passé et le présent, nous le ferions en deux mots pour chacun : Nature et Activité inspirant le génie antique, Organes et Lésions, poursuite de l'idée moderne. Ces mots, en effet, contiennent tout : nature, expression livrée à la médecine par Hippocrate lui-même, synthèse admirable de sa philosophie, de toute sa doctrine médicale. Dans le langage moderne du vitalisme, nous en proposerions la définition suivante : La nature est la loi suprême de tous les mouvements, de toutes les résistances, de tous les efforts de l'être vivant, de toutes les manifestations de la vie. Son principal et essentiel attribut est l'activité, laquelle contient toutes les notions de vigilance, de conservation, de réaction contre les influences nuisibles. Cette dernière est si fondamentale, si spéciale à la médecine proprement dite, que le mot de nature a encore été invoqué pour la rendre, et qu'on a dit : Nature Médicatrice. Beau langage, simple et abstrait, mais non hypothétique, donnant d'après l'observation pure la raison des phénomènes, la cause, sans recourir à aucune supposition de notre entendement, à aucune fiction, quelque rapprochée qu'elle puisse être de la vérité. Ce mot de nature ne dit-il pas aux médecins : Voyez, observez, comprenez, mais ne vous perdez pas en impossibles explications? C'est ainsi qu'elle parlait du moins aux grandes intelligences de l'antiquité. Et ce n'est pas seulement aux médecins hippocratistes que ce mot de nature inspire un irrésistible attrait. Les philosophes qui parlent de l'ordre et de l'harmonie éternelle du monde disent en leurs méditations : Nature! Les artistes rêvant au beau dans leur art, les poëtes, les peintres et les musiciens, sublime phalange, crient encore : Nature! Et, en effet, c'est la grande abstraction qui contient à la fois le vrai, le beau, le bien.

L'idée moderne retirant l'homme de ce grand ensemble où il se meut et agit, pour tenter de trouver en lui seul la raison des faits vitaux, hygides et morbides, n'a pu médicalement saisir que deux choses, les organes et les lésions. Les premiers ont été fouillés dans leur plus intime structure, observés dans toutes leurs fonctions, dans leur dépendance ou indépendance mutuelles ; tout point, toute fibre du corps humain a été interrogée dans son organisation et dans ses usages. On a démonté l'organisme, si je puis m'exprimer ainsi, pièce à pièce et jusque dans ses molécules élémentaires. Ce travail a été également poursuivi sur l'homme malade; pas un dérangement, pas une altération ou produit morbide, pas une exhalation anormale qui n'ait été analysée jusqu'aux plus extrêmes limites où pouvaient atteindre nos sens armés de tous les secours fournis par les sciences physiques. Les phénomènes de la santé et de la maladie ont pu dès lors être comparés en tant que reposant sur le même support organique, normal ou lésé. L'idée moderne a ainsi conquis l'agrégat humain matériel, et enivrée de sa conquête, elle s'est enfouie et perdue sur ce corps isolé, qu'elle a fait maître de ses mouvements, cause et fin de ses actes.

Je ne veux pas finir sans une conclusion. Je n'irai pas la demander à un éclectisme sans chaleur et sans foi, qui embrasserait indifféremment la vérité et l'erreur, qui affirmerait et nierait en même temps. Doctrine dangereuse, en médecine surtout où les confusions sont si faciles et si entraînantes! Est-ce même une doctrine, et l'emploi de ce mot, s'il a un sens pour ceux qui l'emploient, ne cache-t-il pas une intention de gagner la foule, plutôt qu'une pensée sévère et nettement définie? Les notions premières qui peuvent permettre de choisir, ne sont-elles pas vraiment mères des choix qui sont faits, et dès lors ces derniers ne doivent-ils pas passer comme de pures déductions? N'ayant rien à cacher de notre pensée, nous n'appellerons pas cette vulgaire et pauvre expression, qui ferait croire que nous voulons faire adopter à la fois les doctrines de l'antiquité et les errements du labeur moderne : adoptions ennemies, et qui laisseraient dans la stérilité ceux qu'elles séduiraient! J'entendrais volontiers dire sans détour à la génération médicale de ce temps, surtout à celles qui viennent : Reprenez patiemment les dogmes de la médecine antique; méditez-les longtemps; quelque vagues et sans portée qu'ils vous paraissent d'abord, ne les abandonnez pas, ne détournez pas d'eux votre pensée. En même temps, livrez-vous aux études philosophiques pures; poursuivez, sous leurs formes diverses, les interprétations spiritualistes; poursuivez les notions de l'infini, de la substance éternelle, centre et cause d'elle-même. Ces nobles et utiles méditations vous élèveront peu à peu jusqu'à la conception vraie des principes du vitalisme; laissez germer ceux-ci dans votre esprit, et essayez-vous à les invoquer chaque jour au lit du malade, afin qu'ils y deviennent votre pensée permanente; qu'ils vous conduisent à l'inspiration qui découle d'eux. Devenus maîtres de vous, suivez la nature dans ses mouvements, dans les actes qu'elle accomplit, dans ceux qu'elle prépare. Demandez-vous, à chacun, quelle est sa pensée, sa tendance, le désir, le besoin dont il témoigne. En essayant d'y satisfaire, ne le perdez jamais de vue, de peur d'aller aveuglément contre. Cela faisant, vous vous attacherez d'amour à la nature ; vous en deviendrez le confident, l'interprète et le ministre ; vous vous abreuverez aux sources fécondes de l'art lui-même, et vous y puiserez une force et une assurance inconnues. Mais je me hâte de le dire, pour conquérir ainsi les trésors du génie antique, vous ne perdrez rien des richesses accumulées par le travail moderne. Celles-ci ne sauraient disparaître. Ce sont des faits mieux acquis encore pour vous, rajeuni par la science antique, que pour ceux qui les voient sans inspiration, sans leur communiquer la vie qui est restée en dehors d'eux. La localisation morbide perdra pour vous ses dangers, car elle ne vous masquera plus les réactions de l'ensemble, la cause et le but des actes vitaux. Vous serez étonnés de voir ces débris, auparavant inanimés, reprendre la parole, le mouvement et l'action des faits animés: les signes physiques, la contemplation de la matière, se changeront pour vous en échos de la nature, en manifestations humaines et vitales; la lettre morte se sera vivifiée. En possession de l'intelligence réelle des choses, vous saurez agir ou attendre avec une égale sûreté, et dès lors vous croirez à votre art, et en ressentirez les intérieures et chaudes inspirations.

NOTICE

SUR

LA VIE ET LES OUVRAGES DE BORSIERI.

———————

Jean-Baptiste Borsieri naquit à Trente, dans le Tyrol, le 15 mars 1725, dans un domaine de titre noble. Il eut à supporter bien des épreuves dès ses premières années : à six ans, il perdit un œil, et son père mourut peu après. A quatorze ans, il résolut d'entrer dans la carrière médicale que suivaient déjà ses deux frères aînés, lesquels exerçaient loin de leur pays. Il étudia auprès des plus célèbres maîtres de son temps, et en particulier auprès de Morgagni. Il exerça avec éclat à Faenza pendant plus de vingt ans. Il écrivit pendant ce temps deux opuscules, l'un sur les propriétés anthelminthiques du mercure, publié à Faenza en 1753, l'autre sur les eaux de Saint-Christophe, publié en 1764. Enfin il édita et augmenta les opuscules médicaux de Paul des Armes, sous le titre suivant : *Saggi di medicina prattica del dott. Paolo dall' Armi Trentino, già medico e lettor publico nella città di Fano; opera postuma ordinata ed accresciuta di copiose giunte e note dal dott. Giambatista Borsieri. Faenza,* 1768.

La célébrité de Borsieri devint telle que Marie-Thérèse l'appela à Pavie en 1770, lors de la restauration de cette université. Borsieri avait alors quarante-cinq ans. Sa réputation de clinicien grandit encore par son enseignement, et il prépara là les bases de ses *Instituts de médecine pratique.* Il quitta bientôt sa chaire et Pavie; car Marie-Thérèse l'appela

à Milan en 1777, pour lui confier la santé de son fils l'archiduc Ferdinand
et de sa femme. Il publia à Milan, en 1781, une première édition de ses
Instituts de médecine pratique, en deux volumes : le premier sur les
fièvres, le second sur les maladies exanthématiques fébriles. Il donna
en 1785 une seconde édition considérablement augmentée de cet ouvrage.
C'est de cette seconde édition que nous donnons la traduction. Borsieri
mourut l'année même de cette dernière publication, âgé de soixante ans,
à la suite d'une maladie longue et douloureuse, que nous trouvons
qualifiée de suppuration des reins et de la vessie. Le cardinal Durini publia
sur cette mort une ode en vers latins, longue quoique imitée d'Horace, et
qui témoigne d'une admiration que certainement nul cardinal aujourd'hui
ne ressentirait pour un médecin, ou du moins ne croirait devoir exprimer
de même, publiquement et sans déroger. La profession médicale jouissait
alors, dans ses hauts représentants, d'une suprême considération qui, depuis, a bien faibli.

En outre — Après la mort de Borsieri, on rédigea d'après ses notes deux volumes
destinés à compléter ses *Instituts* : l'un sur les maladies de la tête, l'autre
sur les maladies de la poitrine et du bas-ventre. Soit que Borsieri n'ait pas
présidé lui-même à cette dernière publication, soit aussi que les découvertes anatomo-pathologiques aient transformé cette partie de la science,
ces deux volumes, peu considérables d'ailleurs, sont inférieurs au traité
des fièvres et à celui des maladies exanthématiques fébriles. Ceux-ci reste-
ront comme un chef-d'œuvre de grande et saine médecine, digne de
l'admiration et des méditations persévérantes de tout vrai clinicien. Nous les
offrons avec conscience au public sérieusement ami de la science sérieuse.

En outre, le volume des fièvres est précédé d'un *Commentaire sur
l'inflammation* ; et celui des maladies exanthématiques fébriles d'un
*Discours sur les causes qui ont retardé le perfectionnement de la méde-
cine pratique*, simple et calme discours, où le bon sens touche à la
philosophie la plus élevée. Borsieri voyait déjà poindre les grandes causes
de la déviation moderne de la médecine ; il sentait s'affaiblir autour de lui
les traditions hippocratistes, celles que nous appelons vitalistes aujourd'hui ;
l'intelligence de la nature et l'art lui-même lui paraissaient s'amoindrir au
milieu des accroissements de toutes les sciences accessoires. Il signalait
donc le péril naissant et indiquait le remède ; mais l'élan était donné dans
cette voie et elle devait être parcourue jusqu'au bout. Le temps a livré

dans ses développements ce que Borsieri percevait seulement à l'origine ; nous n'avons retracé sommairement dans notre *Étude comparée du génie antique et de l'idée moderne en médecine*, que ce qu'il nous était presque donné de voir dans l'histoire de notre temps, ce qui logiquement et à mesure s'était révélé pour tout esprit attentif.

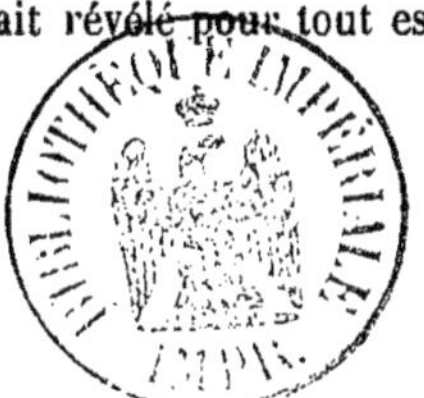

LIBRAIRIE DE VICTOR MASSON
Place de l'Ecole-de-Médecine.

GAZETTE HEBDOMADAIRE

DE MÉDECINE ET DE CHIRURGIE

BULLETIN DE L'ENSEIGNEMENT MÉDICAL

PUBLIÉ SOUS LES AUSPICES

Du Ministère de l'Instruction publique

ORGANE

DE LA SOCIÉTÉ DE MÉDECINE DU DÉPARTEMENT DE LA SEINE
DE LA SOCIÉTÉ MÉDICALE ALLEMANDE
ET DE LA SOCIÉTÉ D'HYDROLOGIE MÉDICALE DE PARIS

Rédacteur en chef : le Dr A. DECHAMBRE

PRIX DE L'ABONNEMENT.

PARIS ET DÉPARTEMENTS.

Un an, 24 francs. — Six mois, 13 francs. — Trois mois, 7 francs.

Pour l'étranger, le port en sus suivant les tarifs.

La *Gazette hebdomadaire* paraît tous les vendredis depuis le 7 octobre 1853.

L'abonnement peut partir du 1er de chaque mois.

Afin de faire concorder chaque volume de la GAZETTE HEBDOMADAIRE avec le millésime de l'année, le tome premier, commencé en octobre 1853, a été continué jusqu'au 31 décembre 1854. Il contient 65 numéros qui, avec le titre et une table alphabétique raisonnée des matières, forment 1152 pages. Le tome deuxième comprendra l'année 1855 entière, et ainsi de suite.

NOTA. Le prix du tome premier (15 mois) est de 25 francs. Le volume est envoyé BROCHÉ franco; il est fourni RELIÉ, avec dos de veau fauve, s'il est expédié aux frais du souscripteur ou relié par lui à la librairie VICTOR MASSON.

Paris. — Imprimerie de L. MARTINET, rue Mignon, 2.